第**2**版

コウノメソッドでみる
認知症処方
セレクション

名古屋フォレストクリニック院長

河野 和彦 著

改訂によせて

KONO METHOD

　本書は当初，「コウノメソッドシリーズ」の第2弾として2013年11月に出版されました。それからおよそ4年が経過して，コウノメソッドもさらに進化しました。

　その進化のひとつは，認知症を伴う神経難病の患者さんの歩行を，今までにない手法で可能にした治療法です。「コウノカクテル」と呼ぶ点滴療法ですが，さらにはその代替となることを期待して導入した米国のサプリメント（CDPコリン，N-アセチルシステイン）も予想以上の成果を上げ，"新コウノメソッド"になくてはならない武器になりました。

　そしてもうひとつトピックがあります。認知症という山の頂上をめざしていた筆者は，2017年3月，深いクレバスに転落しました。その暗闇の中に，「大人の発達障害」という未知の世界が広がっていました。

　改訂長谷川式スケールが満点近いのに，記憶できないと訴え続ける方が「注意欠如・多動性障害（ADHD）」だったのです。これはアセチルコリン賦活では治りません。また俗に言う，自分勝手で空気が読めない，オタク趣味，キレやすい性格など，昔から「困った性格」と言われていたものの"一部"は，アスペルガー症候群（AS）という発達障害だったのです。

　学歴が高いのに他人との協働が必要な仕事を任されると，何度教えてもらってもわからない，結婚したあと怒りっぽくなり配偶者に暴力を振るう，といった問題の多くに大人の発達障害が関係していると気づきました。

　認知症には，これら大人の発達障害が医学的，社会的に重大なリンクをしていました。筆者は，30年以上もこの発達障害を知らずに認知症診療を続けるという大きな罪を犯していました。なぜなら，軽度認知障害（MCI）の1割は発達障害だったからです。もっとも，MCIについて書かれた医学書にADHDを鑑別疾患に挙げたものはいまだありません。1日も早く筆者自身が言及しなければならないと思いました。

　こんなケースもあります。どうみてもアルツハイマー型認知症（ATD）の脳萎縮，さほどピック症状もない82歳の女性。独身で短大卒。住まいはごみ屋敷だといいます。やはりピック病なのだろうかと考えつつ，女

性の妹に若い頃のことを聞くと，若い頃から掃除をしない，衝動買いする，キレやすい，見合い話を全部断ったといったエピソードが出てきました。患者はASを合併したADHDであり，それに加えてATDが発症したためにピック病にみえたのです。

認知症患者の介護を引きこもりの孫が任されていることがよくあります。もしピック病の患者をASの孫が介護していたらどうなるでしょうか？ さらに，ピック病にドネペジル，ASに選択的セロトニン再取り込み阻害薬（SSRI）が処方されたらどうなるでしょうか？ 介護殺人のリスクが上がる可能性を危惧するのは，考えすぎでしょうか？

クレバスに落ちた筆者は，その後，外来で患者の若い頃のことを必ず聞き出し，発達障害でないことを確認してから認知症の診察をするようになり，また発達障害患者のいる家系には，その方も診させてほしいと声をかけています。

筆者は内科医であり精神科医ではありません。しかし発達障害を理解することで，国民の精神病理を俯瞰できるようになってきました。非定型の病態に発達障害がベースにあることが多いのです。

この改訂版では，筆者の失敗をたくさんお見せしたいと思います。

2018年2月　著　者

初版　序

　2012年に出版した小著『コウノメソッドでみる認知症診療』は，認知症診療の総説でした。本書はその続編で，改善症例をひたすら提示し，具体的にどのような処方をしたのか，その根拠は何であったのかを解説するものです。

　改善症例の約1/3は，前医の誤った処方を直すことから筆者の仕事が始まっています。前医の処方が誤っているのだから，その薬を中止すれば患者は改善するに決まっています。その当たり前のことを述べるためになぜ1冊の本を書かなければならないのでしょうか。

　実際のところ，歴史の浅い疾患である認知症の専門医などいるはずがありません。ところが，精神科・神経内科・脳神経外科の中枢神経系3部門が認知症の"専門医"ということになっているのが現状です。しかし，学会のアンケートを見ると，この3部門の医師たちのほとんどが認知症を診たいとは思っておらず，また得意でもないということは明らかです。

　厚生労働省もこの3部門に認知症診療を期待しました。プライマリケア医には，困ったら3部門にセカンドオピニオンを乞うよう指導してきました。ところが，筆者の講演を聞いたケアマネジャーが連れてくる問題症例は，9割を超える確率で専門医による診療を受けてきた患者でした。専門医が認知症を熟知しているという厚生労働省の前提は，みごとに裏切られたわけです。

　特に深刻なのは，薬剤過敏性を特徴とするレビー小体型認知症への処方のまずさです。知識をもたない一部の神経内科医はパーキンソン病のようなものだと思い，また一部の精神科医は表情が暗いから抗うつ薬で元気になるはずだと勘違いしています。伝統的な自分たちの学問に付け足しをしただけの付け焼き刃的処方では，患者が改善するどころか高い確率で悪化し，医師にかからないほうがましだったという帰結になるだけなのです。

　中枢神経系3部門の医師たちが，認知症患者急増のこの危機的時代にこそ認知症治療の特殊性を勉強し直し，認知症に必要な独特の処方をされる

ことを期待しています。その動きが起きなければ，筆者はプライマリケア医が効率よく自力で患者を治すシステムを世に広めていくしかないと覚悟しています。

　したがって，本書の目的は次の通りです。
● 多忙な実地医家（プライマリケア医）が，自信をもって認知症診療に手軽に関われるようにする。
● 画像なしでも大方の診断ができ，家族から評価される処方ができるようにする。
● コウノメソッド（認知症薬物療法マニュアル）を世に広める。
● 抗精神病薬をシンプルに分類し，頭を整理できるようにする。
● 典型例，難治例を掲載し，同じような患者に遭遇したときに，処方すべきイメージが思い浮かぶようにする。

　プライマリケア医も，中枢神経系3部門の医師も，本書を通じて認知症に必要な本当の治療を理解し，実践してくれることを望みます。

2013年10月　著　者

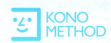

本書で使用する主な用語一覧
(筆者の造語を含む)

	あ
アスペルガー症候群（AS）	高機能自閉ともいう。Kannerが提唱した自閉症は低機能（知的障害）であったが，Aspergerの指摘により認められた高機能自閉。高学歴でもコミュニケーション障害がある。
アルツハイマーらしさ	アルツハイマー型認知症患者にみられる，取り繕い，迷子，時計描画テスト（CDT）の不得意，遅延再生（HDS-R）の不得意などのこと。
陰 証	陰性症状主体の患者のキャラクターのこと。
陰性症状	本人が何もしないために介護者による身体介護が増える周辺症状の総称。 不安からくるもの：拒食 認知力低下から派生するもの：うつ状態 脳障害からくるもの：無言，無為（アパシー），食欲低下
ADHDアンケート	注意欠如・多動性障害（ADHD）を疑う患者に対して行うコウノメソッドの検査法。「注意スコア」と「多動スコア」からなり，いずれも5点以上であればADHDの可能性が高い（☞ p.224参照）。
FTLD検出セット	①「左手で右肩をたたいて下さい」，②「利き手はどちらですか」，③「『猿も木から落ちる』ということわざの意味は何ですか」，④「『弘法も筆の』の続きを言って下さい」の4項目を問う検査法。このうち2項目以上答えられない場合，語義失語ありと考える。
N-アセチルシステイン（NAC）	代表的な抗酸化サプリメントで，美白効果が知られる。グルタチオンの前駆体で，歩行障害，認知機能の改善に寄与する。眠気の副次作用がある。

	か
家庭天秤法	抑制系薬剤によって過鎮静（嗜眠，食欲低下，体幹傾斜など）が出現した場合に，医師に指示された方法で介護者が薬剤の用量を加減することを指す。
コウノメソッド実践医	コウノメソッドに沿って治療することを約束する医師を指す。実践医登録すると，筆者にメールで質問すれば3時間以内に処方内容などの助言を受けることができる。
興奮系薬剤	陰証の認知症患者に対して用いる脳代謝改善薬の総称。ニセルゴリン（サアミオン®），アマンタジン（シンメトレル®）がこれに該当する。

さ	
食欲セット	食欲を回復させる薬剤のセットのこと。スルピリド（ドグマチール®）50mg／日（30日以内）＋ポラプレジンク（プロマック®D）75〜150mg／日。
進行性核上性麻痺（PSP）	神経内科学的にはパーキンソン病（PD）関連疾患，精神科学的にはPick complexにカテゴライズされる頻度の高い変性疾患。PD治療薬が効きにくく，急に後方に転倒する。眼球が上下に動かない，第三脳室の拡大所見から気づかれる。
脊髄小脳変性症	散発性と遺伝性がある。散発性のうち比較的良性なのが皮質性小脳萎縮症（CCA），悪性が多系統萎縮症（MSA）。
前頭葉症状（河野）	ピック症状＋放尿，原始反射，無言症などをいう。
CDPコリン	別名シチコリン。医薬品と同成分だが海外ではサプリメントとして販売されており，インターネット経由で購入できる。覚醒作用，認知機能改善作用などについて多くの論文が発表されている。

た	
注意欠如・多動性障害（ADHD）	7歳までに多動や注意力散漫で気づかれる発達障害の一種。自閉症スペクトラム障害のひとつであるアスペルガー症候群が半数に合併している。約3割に成人へのもち越しがみられ，就職や結婚を契機に精神状態が不安定となる。2種の保険薬が承認されている（メチルフェニデート，アトモキセチン）。
中核薬	中核症状（記憶低下，見当識障害，判断力低下，性格変化，失語・失認・失行）を改善しうるアルツハイマー型認知症治療薬のこと。現在日本では4成分（ドネペジル，ガランタミン［レミニール®］，メマンチン［メマリー®］，リバスチグミン［リバスタッチ®パッチ，イクセロン®パッチ］）が認可されている。ドネペジル（先発薬のアリセプト®のみ）については，レビー小体型認知症にも適応が拡大されている。

な	
二次障害	発達障害に加わる精神様症候群で，双極性障害，解離性障害，パニック障害，統合失調症などがあり，発達障害に気づかずこれらだけを治そうとしても難治であることが多い。

	は
発達障害	注意欠如・多動性障害（ADHD），自閉症スペクトラム障害，学習障害の3疾患の総称。発達障害の一部が知的障害。大人の発達障害と呼ばれるものは主にADHDとアスペルガー症候群である。
ピック化	意味性認知症に陽性症状が加わり，ピック病といえる病態に変わること。
ピック感	びっくり眼（まなこ），振り返り，使用行動，子ども歩き，腕組み・足組みなどの横柄な態度のこと。
ピック症状	脱抑制（万引きなどの反社会的行動），常同行動などを指す。
ピックスコア	前頭側頭葉変性症（FTLD）を検出するためのチェック表（☞p.66参照）。16点満点中4点以上では9割の確率でFTLDである。
ピックセット	ピック病の典型例に対する処方（サプリメントを含む）のこと。クロルプロマジン（ウインタミン®）＋フェルラ酸含有食品（弱）が基本となる。
フェルラ酸含有食品	米ぬか成分のフェルラ酸とガーデンアンゼリカ（セイヨウトウキ）が配合された健康補助食品（サプリメント）。筆者はガーデンアンゼリカの配合量によって弱・強（粒タイプ）・強があるタイプの製品を使用している。

	や
陽証	陽性症状が強い患者のキャラクターのこと。
陽性症状	介護者が精神的ストレスを受けることから，最も嫌われる周辺症状の総称。 内的いらだちからくるもの：易怒，暴力，大声 不安，焦燥からくるもの：徘徊，介護抵抗 認知力低下から派生するもの：妄想 脳障害からくるもの：不眠，過食，幻視
抑制系薬剤	あらゆる抗精神病薬のことで，患者のエネルギーを鎮静化させる薬剤を指す。

	ら
リバスタッチ®パッチ	リバスチグミンのパッチ製剤（リバスタッチ®パッチ，イクセロン®パッチ）を，本書では総称してリバスタッチ®パッチとする。
レビー化	アルツハイマー型認知症と思われた患者にしだいにレビー小体型認知症の症状がそろってくること。
レビースコア	レビー小体型認知症（DLB）を見抜くためのチェック表（☞p.138参照）。16点満点のうち3点以上だと9割の確率でアルツハイマー型認知症が否定され，DLBである。
レビーセット	レビー小体型認知症の典型例に対する処方のこと。リバスチグミン（リバスタッチ®パッチ）＋抑肝散＋レボドパ・カルビドパ（メネシット®）が基本となる。
レビー・ピック複合（LPC）（河野）	レビー小体型認知症（DLB）と前頭側頭葉変性症の2疾患が共存するかのような症状をもつ患者の概念。もともと前頭側頭葉の病的萎縮がありながら初期はDLBの症状だけが認知され，その後，語義失語かピック症状が加わるパターンが多い。

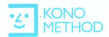

本書で使用する主な略語一覧

疾患名

ADHD	attention-deficit hyperactivity disorder	注意欠如・多動性障害
AS	Asperger syndrome	アスペルガー症候群
ATD	Alzheimer type dementia	アルツハイマー型認知症
CBD	corticobasal degeneration	大脳皮質基底核変性症
DLB	dementia with Lewy bodies	レビー小体型認知症
DNTC	diffuse neurofibrillary tangles with calcification	石灰化を伴うびまん性神経原線維変化病
DRPLA	dentatorubral-pallidoluysian atrophy	歯状核赤核淡蒼球ルイ体萎縮症
FTD	frontotemporal dementia	前頭側頭型認知症
FTLD	frontotemporal lobar degeneration	前頭側頭葉変性症
LD	learning disorder	学習障害
LPC	Lewy-Pick complex	レビー・ピック複合
MCI	mild cognitive impairment	軽度認知障害
MSA	multiple system atrophy	多系統萎縮症
NPH	normal pressure hydrocephalus	正常圧水頭症
PD	Parkinson's disease	パーキンソン病
PDD	Parkinson's disease with dementia	認知症を伴うパーキンソン病
PNFA	progressive nonfluent aphasia	進行性非流暢性失語
PSP	progressive supranuclear palsy	進行性核上性麻痺
SD	semantic dementia	意味性認知症
VD	vascular dementia	脳血管性認知症

症状名

BPSD	behavioral and psychological symptoms of dementia	認知症の行動・心理症状,問題行動,周辺症状

検査名

CDT	clock drawing test	時計描画テスト
HDS-R	Hasegawa's dementia scale-revised	改訂長谷川式スケール
MMSE	mini-mental state examination	ミニメンタルステート検査

掲載事例一覧

CASE	年齢(歳)	性別	疾患	奏効した薬剤,サプリメント,手技	中止,減量した薬剤
Ⅱ-1　treatable dementia					
1	65	女性	甲状腺機能低下症	レボチロキシン	
2	84	女性	レビー小体型認知症＋正常圧水頭症	ニセルゴリン,アマンタジン（興奮系薬剤）	
3	81	女性	レビー小体型認知症＋正常圧水頭症	タップテスト	
4	70	女性	ピック病＋正常圧水頭症	シャント手術, リバスチグミン,クロルプロマジン	
Ⅱ-2　アルツハイマー型認知症					
5	78	女性	アルツハイマー型認知症（陽証）	チアプリド	
6	77	男性	アルツハイマー型認知症（陰証）	リバスチグミン, ニセルゴリン,アマンタジン	
7	88	女性	アルツハイマー型認知症	ガランタミン, メマンチン	
8	76	男性	アルツハイマー型認知症	リバスチグミン, メマンチン,サプリメント	ドネペジル
9	73	女性	アルツハイマー型認知症＋脳梗塞	ドネペジル	
10	73	女性	アルツハイマー型認知症＋脳血管性うつ状態	ニセルゴリン, シロスタゾール	
11	86	女性	アルツハイマー型認知症（アパシー）	シチコリン注射, アマンタジン	
12	78	男性	アルツハイマー型認知症	サプリメント	フルボキサミン
13	79	男性	混合型認知症	シチコリン注射, リバスチグミン	
14	70	女性	混合型認知症（栄養障害）	リバスチグミン, サプリメント	
15	92	女性	混合型認知症（栄養障害）	スルピリド	

CASE	年齢(歳)	性別	疾患	奏効した薬剤,サプリメント,手技	中止,減量した薬剤
Ⅱ-3	**前頭側頭葉変性症**				
16	70	女性	ピック病	クロルプロマジン	
17	63	女性	ピック病	サプリメント	ドネペジル
18	68	女性	ピック病	リバスチグミン,クロルプロマジン,ジアゼパム,サプリメント	ドネペジル
19	70	女性	ピック病	クロルプロマジン,ジアゼパム,クエチアピンなど	
20	71	女性	ピック病＋正常圧水頭症	クエチアピン,クロルプロマジン,チアプリド,抑肝散,サプリメント	
21	62	女性	ピック病	ピックセット(クロルプロマジン＋サプリメント)	
22	72	女性	意味性認知症	サプリメント	
23	52	男性	FTD-MNDタイプ	ガランタミン	
24	79	女性	意味性認知症		ドネペジル,メマンチン
25	62	女性	意味性認知症(心因性腰痛)	デュロキセチン	
26	88	女性	意味性認知症(重度)	ガランタミン,メマンチン	
27	74	女性	意味性認知症	サプリメント	
28	63	女性	進行性非流暢性失語	メマンチン,サプリメント	
29	62	男性	大脳皮質基底核変性症	リバスチグミン	
30	77	女性	進行性核上性麻痺	リバスチグミン	
31	67	男性	進行性核上性麻痺	リバスチグミン,レボドパ,アマンタジン,サプリメント	ドネペジル
32	70	女性	進行性核上性麻痺＋薬剤性ジスキネジア	薬剤調整	
33	80	女性	進行性核上性麻痺	サプリメント	
34	44	女性	歯状核赤核淡蒼球ルイ体萎縮症	コウノカクテル点滴	

CASE	年齢 (歳)	性別	疾患	奏効した薬剤, サプリメント,手技	中止,減量 した薬剤
Ⅱ-4　レビー小体型認知症					
35	83	女性	レビー小体型認知症	抑肝散	
36	61	女性	レビー小体型認知症	ドネペジル	
37	85	女性	レビー小体型認知症（副作用）		ドネペジル, リスペリドン
38	83	女性	混合型認知症のレビー化	シチコリン注射,サプリメント	
39	81	女性	レビー小体型認知症	リバスチグミン	
40	76	女性	レビー小体型認知症（胃瘻）	サプリメント	クエチアピン
41	78	女性	レビー小体型認知症（副作用）	シチコリン注射,サプリメント	ドネペジル, リスペリドン
42	70	女性	レビー小体型認知症（副作用）	リバスチグミンなど	ドネペジル
43	82	女性	レビー小体型認知症	リバスチグミン	
44	74	女性	レビー小体型認知症	メマンチン	
45	75	女性	レビー・ピック複合	カクテル処方	
46	78	女性	レビー小体型認知症 ＋脳血管性認知症	カクテル処方	
47	74	女性	レビー小体型認知症 ＋正常圧水頭症 ＋てんかん	サプリメント	ドネペジル, レボドパ
48	76	女性	レビー小体型認知症（副作用）	カクテル処方	レボドパ
49	79	女性	レビー・ピック複合	サプリメント	ドネペジル
50	85	男性	レビー小体型認知症	シチコリン注射,食欲セット（スルピリド＋ポラプレジンク）	
51	78	女性	レビー小体型認知症 ＋脊柱管狭窄症	シチコリン注射	
52	84	男性	レビー小体型認知症 ＋脳血管性認知症	シチコリン注射,サプリメント	
53	74	女性	レビー小体病 ＋非定型うつ病	サプリメント	

CASE	年齢(歳)	性別	疾患	奏効した薬剤,サプリメント,手技	中止,減量した薬剤
Ⅱ−5　その他の認知症					
54	79	女性	脳血管性認知症	サプリメント	
55	74	女性	脳出血後遺症	サプリメント	
56	70	女性	脳挫傷後遺症	サプリメント	
57	83	女性	石灰化を伴うびまん性神経原線維変化病	サプリメント	
58	64	女性	ヘルペス脳炎後認知症	ピックセット（クロルプロマジン＋サプリメント）	
59	63	男性	筋強直性ジストロフィー（意味性認知症）	リバスチグミン，サプリメント	
Ⅱ−6　認知症と誤診しやすい精神疾患					
60	58	男性	注意欠如・多動性障害	メチルフェニデート，サプリメント	
61	53	女性	双極性障害	セルトラリン，スルピリドなど	
62	72	女性	統合失調症（振戦）＋家族性アルツハイマー病	サプリメント	
63	67	女性	注意欠如・多動性障害	アトモキセチン	
64	58	男性	注意欠如・多動性障害＋レビー小体型認知症	リバスチグミン，レボドパ・ベンセラジド	
65	58	男性	注意欠如・多動性障害	メチルフェニデート	
66	69	女性	側頭葉てんかん	抗てんかん薬	
67	58	男性	知的障害＋FTD−FLDタイプ	パロキセチン	
68	74	女性	非定型うつ病	セルトラリン	

目次

I 総説──診断のありかた ——————————————————— 1

II 改善症例集

1 treatable dementia ——————————————————— 11

CASE **1** 甲状腺機能低下症によって treatable dementia を生じた例 ——— 14

CASE **2** レビー小体型認知症に正常圧水頭症を合併した例 ——————— 17

CASE **3** レビー小体型認知症 (第3期) に正常圧水頭症を合併した例 ——— 21

CASE **4** ピック病に正常圧水頭症 (手術例) を合併した例 ——————— 23

2 アルツハイマー型認知症 ——————————————————— 25

CASE **5** チアプリド (抑制系薬剤) 単剤で素行が改善した例 —————— 28

CASE **6** 興奮系薬剤が奏効した陰証患者の例 ——————————— 31

CASE **7** 中核薬2種の最低用量カクテル処方で改善した例 —————— 34

CASE **8** ドネペジル中止により改善した例 ——————————— 37

CASE **9** 脳梗塞に隠されたアルツハイマー型認知症にドネペジルが奏効した例 —— 41

CASE**10** アルツハイマー型認知症に起きた脳血管性うつ状態が改善した例 —— 45

CASE**11** アマンタジンとシチコリン注射で改善したアパシーの例 ——— 48

CASE**12** 抗うつ薬の中止とフェルラ酸含有食品が回復に寄与した例 —— 52

CASE**13** シチコリン注射とリバスチグミンで改善した混合型認知症の例 —— 55

CASE**14** リバスチグミンとフェルラ酸含有食品で栄養障害が改善された混合型認知症の例 — 58

CASE**15** 超高齢者の食欲不振にスルピリド50mgが著効した例 ——— 61

3 前頭側頭葉変性症 ——————————————————— 63

CASE**16** クロルプロマジン前投薬で検査に応じるようになった例 ——— 70

CASE**17** ドネペジルが運動常同を引き起こしていたピック病の例 ——— 74

CASE**18** ドネペジル中止で翌日から徘徊が消えたピック病の例 ——— 78

CASE**19** ピックセット＋αの薬剤によって陽性症状が抑えられた例 —— 81

CASE**20** クエチアピンで大声が減り，抑制系薬剤のみで長期間維持しているピック病の例 —— **84**

CASE**21** ピックセットで病的なこだわりが消えた例 —————————————————— **87**

CASE**22** CDPコリンがアパシー，歩行の改善に寄与した意味性認知症の例 ————— **90**

CASE**23** ガランタミン4mgで活発になったFTD-MNDタイプの例 ——————— **93**

CASE**24** ドネペジル減量，メマンチン中止で疎通性が改善した重度意味性認知症の例 —— **99**

CASE**25** デュロキセチンで入院を回避できた重度意味性認知症の例 ———————— **102**

CASE**26** 重度意味性認知症にガランタミンとメマンチンが著効した例 —————— **105**

CASE**27** 初診から3年半後にHDS-Rが3点上昇した意味性認知症の例 ———— **108**

CASE**28** メマンチンとフェルラ酸含有食品が著効した重度進行性非流暢性失語の例 — **110**

CASE**29** リバスチグミンが大脳皮質基底核変性症の歩行を改善した例 ————— **113**

CASE**30** リバスチグミンで進行性核上性麻痺が改善した例 ———————————— **117**

CASE**31** 強いすくみ足が長期先行する進行性核上性麻痺の歩行が3週間で改善した例 — **122**

CASE**32** 進行性核上性麻痺に生じた薬剤性ジスキネジアを4カ月半で改善させた例 — **129**

CASE**33** 進行性核上性麻痺のアパシー改善にN-アセチルシステインが寄与した例 — **132**

CASE**34** 歯状核赤核淡蒼球ルイ体萎縮症の歩行が30分で改善した例 ————— **134**

4 レビー小体型認知症 ——————————————————————————— **137**

CASE**35** 抑肝散のみで集中力が増し，相手の目を見るようになった例 ————— **144**

CASE**36** ドネペジル1mgで十分な改善がみられた例 ———————————————— **145**

CASE**37** ドネペジル，リスペリドンの中止で体幹の傾斜が改善した例 ————— **148**

CASE**38** 混合型認知症の「レビー化」への対応を敏速に行うことができた例 ——— **152**

CASE**39** うつ病と診断されたレビー小体型認知症がリバスチグミンで改善した例 —— **155**

CASE**40** 抗精神病薬により衰弱したレビー小体型認知症が胃瘻抜去に至った例 —— **158**

CASE**41** パーキンソン病治療薬を整理して大幅な改善がみられた例 —————— **161**

CASE**42** リバスチグミンを中心とした複数薬剤の微量投与で改善した例 ———— **164**

CASE**43** リバスチグミンの"9mgピーク"がみられた例 —————————————— **167**

CASE**44** メマンチンの最低用量（5mg）が著効した例 ——————————————— **170**

CASE**45** カクテル処方で歩行も表情も別人のようになったLPCの例 ————— **173**

CASE**46** カクテル処方により施設長と間違えられるほど改善した例 ——————— **176**

CASE**47** ドネペジル中止とパーキンソン病治療薬の整理で徐々に改善した例 ——— **179**

CASE**48** パーキンソン病治療薬を減量して速やかに改善した例 ——————————— **182**

CASE**49** ドネペジル中止でDBCスコアが満点近くまで改善した例 ———————— **185**

CASE**50** "食欲セット"とシチコリン注射1回で食欲が改善した例 ——————————— **189**

CASE**51** 頻回のシチコリン注射で歩行が可能になった例 ———————————————— **192**

CASE**52** シチコリン注射とフェルラ酸含有食品で経口摂取が可能になった例 ——— **195**

CASE**53** 点滴が無効だったレビー小体病にサプリメントが寄与した例 ———————— **198**

5 その他の認知症 ————————————————————————————————— **201**

CASE**54** 脳血管性認知症から軽度認知障害に改善した例 ———————————————— **202**

CASE**55** 脳血管障害後の認知症にルンブルクスルベルス含有食品が寄与した例 —— **205**

CASE**56** 交通事故後遺症からの回復にフェルラ酸含有食品が寄与した例 ————— **207**

CASE**57** LPCに似た石灰化を伴うびまん性神経原線維変化病が改善した例 ——— **210**

CASE**58** フェルラ酸含有食品が脳炎後認知症の改善に寄与した例 —————————— **213**

CASE**59** リバスチグミンにより歩行・易怒が改善した筋強直性ジストロフィーの例 —— **216**

6 認知症と誤診しやすい精神疾患 ————————————————————— **219**

CASE**60** 1年半の誤診の後に注意欠如・多動性障害と診断し，改善が得られた例 —— **226**

CASE**61** 抗うつ薬減量で回復した双極性障害による仮性認知症の例 ——————— **231**

CASE**62** 統合失調症に家族性アルツハイマー病を合併した例 —————————————— **235**

CASE**63** 低用量で治療薬を再開して著効に至った注意欠如・多動性障害の例 —— **238**

CASE**64** 注意欠如・多動性障害とレビー小体型認知症が合併した例 ——————— **241**

CASE**65** ウルトラマラソン参加が症状のひとつだった注意欠如・多動性障害の例 —— **245**

CASE**66** 側頭葉てんかんが制御されたことで認知機能が改善した例 ——————— **248**

CASE**67** 知的障害(非自閉)に合併したFTD-FLDタイプの素行が改善した例 —— **251**

CASE**68** レビー小体型認知症と誤診していた非定型うつ病の例 —————————————— **253**

Column

ガランタミンの副作用対策	35
ドネペジルの副作用	40
危険をはらむドネペジルの高用量処方	44
春という季節と認知症の傾眠について	47
うつ状態とアパシー	51
前頭側頭型認知症 (FTD) の分類	95
ガランタミンの8mg＋8mgは危険域を超えている	97
テレビ番組から学ぶ	104
リバスチグミンのかぶれ対策	120
栄養改善は高齢者医療の基本	127
認知症と発達障害の薬剤反応性は釣鐘状	140
レビー・ピック複合 (LPC) の定義	144
全国で頻発する嘱託医問題	169
患者の写真を撮る必要性	172
時計描画テストの研究	178
パーキンソン病治療薬だけで歩行を改善させようと思ってはならない	197
頭の隅に入れておくべきこと——認知症と誤診しやすい疾患	230
絶対に見逃してはならない注意欠如・多動性障害	240
注意欠如・多動性障害の除外はできていますか?	244

付録	255
索引	261
あとがき	264

I 総説——診断のありかた

Ⅰ　総説──診断のありかた

総説──診断のありかた

KONO METHOD

筆者が臨床医として重視していることは「治療優先主義」です。学会に行くと精密な病型診断の議論がなされているので，プライマリケア医は認知症診療に乗り出す自信を失うことでしょう。しかし患者急増の時代に，CTをもたない実地医家でも大方の診断をしてすぐに患者の症状を改善させる必要に迫られつつあります。「初めに診断ありき」という西洋医学はいったん脇に置いて，すぐに介護者を楽にする処方をしなければなりません。

認知症で最も多いアルツハイマー型認知症（ATD）は，脳内のアセチルコリン欠乏によって認知機能が低下することがわかり，ドネペジルが合成されました。しかし，ドネペジルは一部の患者を怒りっぽくさせます。一方，抑制系薬剤の代表薬である抗精神病薬のチアプリド（グラマリール®）は，認知症に適応をもちませんが，怒りっぽい患者を穏やかにするため介護者から非常に喜ばれます。

ですから，せっかくATDと診断できてもATD患者の全員にドネペジルだけを処方するというのは，介護の世界では歓迎されることではないのです。ここに病理学と現場の間の大きなギャップがあります。臨床医は病理学の奴隷ではありません。介護者を助ける処方を優先するとき，実は認知症の精密な病型鑑別など大して重要なことではないのです。大事なことは患者の個々のキャラクターです。

つまり陽証（陽性症状が主体の患者）か陰証（陰性症状が主体の患者）か中間証のどれかを見きわめて，それに合った処方をすれば介護者は評価します。陽証には抑制系薬剤，陰証には興奮系薬剤，中間証にはいきなり中核薬（リバスチグミン［リバスタッチ®パッチ，イクセロン®パッチ］，ガランタミン［レミニール®］，ドネペジル）を処方してよいでしょう（図1）。

抑制系薬剤の代表はグラマリール®，興奮系薬剤の代表はニセルゴリン（サアミオン®）ですが，病型鑑別ができたら前頭側頭葉変性症（FTLD）にはクロルプロマジン（ウインタミン®，コントミン®），レビー小体型認知症（DLB）なら抑肝散のほうがベターです。抑制系は過剰だと過鎮静を起こし患者のADLを奪います。ですから介護者にはあらかじめ，患者の状態に応じて用量の加減をするように指導しておきます（家庭天秤法）（図2）。そうすれば，介護者が100％満足する状態に患者を改善させること

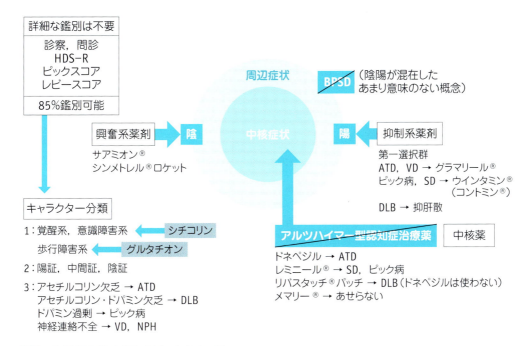

図1　システム化されたコウノメソッド
ATD：アルツハイマー型認知症，DLB：レビー小体型認知症，VD：脳血管性認知症，NPH：正常圧水頭症，SD：意味性認知症

朝	昼	夕
2	2	2
1	1	2
1	1	1
1	0	1
0	0	1

（錠）

グラマリール®（25mg）or
コントミン®（12.5mg）or
セロクエル®（25mg）　0～6錠/日

図2　家庭天秤法におけるベース薬の加減
朝に陽性症状が強い場合は、1-0-0となる。夕方症候群が懸念される場合は15時投薬が望ましい。

ができます。なぜなら介護者が自分のために処方するようなものだからです。

　それから、注意しなければならないのが、薬剤過敏性のある患者です。DLBは主に脳内ドパミン欠乏によって歩行障害を起こしますが、一番大事なことはパーキンソン病（PD）治療薬を処方することではなく、ドネペジル（ドパミン阻害薬）をやめることです。また幻覚の副作用を出さないためになるべく少量のPD治療薬で歩かせる必要があり、アロチノロールを併用して振戦を減らしたり、シチコリン注射で覚醒させたりすることで大き

Ⅰ　総説──診断のありかた

表1　コウノメソッドの概要

- ●認知症薬物療法マニュアル（手順書）
- ●2007年からインターネット上で無料公開し，毎年更新している。
- ●近年は，簡単な診断術についての助言も取り入れている。
- ●コンセプト
  - 1）患者と介護者の両者を救えないときは，介護者を救う（介護者保護主義）。
  - 2）患者に合う薬の用量は，介護者が加減する（家庭天秤法）。
  - 3）サプリメントの積極的な利用
- ●コウノメソッドに沿って治療することを約束した医師（コウノメソッド実践医），協力する薬剤師，看護師が名古屋フォレストクリニックのホームページで公開されている。
- ●処方哲学
  - 1）治療優先主義：医学的診断よりもキャラクター分類（陰陽）に沿って処方をしたほうが病状にマッチする。
  - 2）用量重視主義：薬は種類だけでなく用量の調整が大事である。
  - 3）抗うつ薬慎重主義：認知症には抗うつ薬を第一選択とはしない。
  - 4）セット処方：初めての医師にもわかりやすいカクテル処方を提唱。
    （アルツセット，ピックセット，レビーセット，食欲セット，変性疾患セットなど）
- ●診断サポート
  画像機器なしで鑑別できるツール：アルツハイマースコア，レビースコア，ピックスコア

な改善を得られます。

　このような手法は，既存の教科書にはまったく書いていないと思います。筆者が編み出した手法はまさに"認知症学"という新しい学問であり，精神科学や神経内科学の延長線上にあるものではありません。認知症をうまく治すには，新しい手法・学問が必要なのです。

コウノメソッドとは

　コウノメソッドは，2007年から筆者がインターネット上で公開し，毎年更新している「認知症薬物療法マニュアル」です（**表1**）。数万の処方経験から得られた正攻法をまとめたものであり，認知症に不慣れな医師でもこの通りに処方すれば大方7割以上の改善が得られます。選択すべき薬だけでなく用量も精密に書かれている点が実践的です。

　また，コウノメソッドは「介護者保護主義」「家庭天秤法」「サプリメントの積極的利用」を三本柱としています。「介護者保護主義」とは，患者と介護者の両者を救えないときは，介護者を救うための処方（抑制系）を優先するという処方哲学のことです。「家庭天秤法」とは，薬のさじ加減は医師には不可能であって，介護者が症状に応じて抑制系薬剤の用量調整をするしかないという考え方，「サプリメントの積極的利用」は，医師の倫理規定に則って，治療に有益なものは薬以外でも積極的に患者に勧めるという立場からです。サプリメントは長期的（10年以上）にも安心で有用です。

本書で紹介する改善例の多くがコウノメソッドを基本として達成されたものであり，筆者以外の医師でも容易に達成できるありふれた事象です。

病型鑑別が無意味である理由

レビー化

　アルツハイマー型認知症（ATD）の脳内にはレビー小体が共存することが多く，レビー小体型認知症（DLB）の脳内には老人斑が共存することが多いことがわかっています。それを説明する仮説として，老人斑がレビー小体に封入されているという仮説があります。この考え方によって，長年通院しているATD患者に幻視が出てきたり小刻み歩行になってきたりする現象（レビー化）が納得できるようになりました。

　同様に，パーキンソン病（PD）に幻視や認知機能低下が生じた場合も，DLBと病名変更したほうが実情に合います。そうなると，認知症の7割を占めるかもしれない大きな集団が，実はDLBのサブタイプであって，限りなくPDに近い「DLBのPDタイプ」，限りなくATDに近い「DLBのATDタイプ」，そして「DLB典型例」で構成されている患者群と言ってしまっても誤りではないと思うのです。

　ただ，純粋なATD・純粋なPDとDLB典型例の決定的な質的違いは，薬剤過敏性の有無に尽きます。医師が家族にきちんと問診して，薬剤過敏性があるならば，できるだけ低用量で処方を開始することが求められます。どうしてもドネペジルを処方する場合でも，規定の3mgで開始するというのは多すぎます。

　患者の病型鑑別は，初診時だけ正確に行えばよいわけではありません。多くの患者が長期のうちに変容していくなら，ATDとかPDと決めつけずに途中で診断名を変更する勇気をもちましょう。ですから，この患者はいったいATDなのかDLBなのかという議論，あるいは認知症を伴うパーキンソン病（PDD）なのかDLBなのか，PDなのかDLBなのかという議論は，実のない討論なのです。大事なことは，今問題となっている標的症状を速やかに副作用なく治すことに尽きます。すなわち認知症は，対症療法の連続で治療が可能です。そう考えると，ほとんど画像機器は不要だということになります。

ピック化

　マンチェスターグループによる前頭側頭葉変性症（FTLD）分類（図3）

Ⅰ 総説──診断のありかた

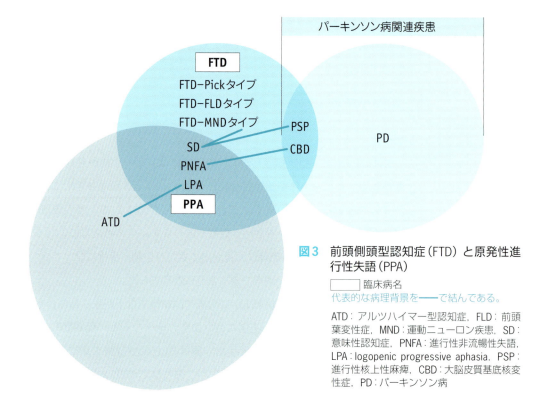

図3 前頭側頭型認知症（FTD）と原発性進行性失語（PPA）
　　　□ 臨床病名
　　　代表的な病理背景を──で結んである。
ATD：アルツハイマー型認知症，FLD：前頭葉変性症，MND：運動ニューロン疾患，SD：意味性認知症，PNFA：進行性非流暢性失語，LPA：logopenic progressive aphasia，PSP：進行性核上性麻痺，CBD：大脳皮質基底核変性症，PD：パーキンソン病

により，語義失語があって前頭側頭葉萎縮がある場合を意味性認知症（SD）と呼ぶようになりました。問題は，病理組織がATDで臨床症状がSDという患者がいないわけではないということです。その場合，この患者はATDなのかSDなのかという議論はまったく意味のないことです。

　FTLDの失語症候群（SDと進行性非流暢性失語）は臨床分類なので，認知症の病型別占有率（病理組織分類）の中に入れてはならない分類です。もし，入れてしまうと全体で120％などという奇妙な統計になってしまいます。この分類が現場を混乱させていることは否めません。

　しかしSDの多くの場合，ピック症状が加わってきます（ピック化）。ですから，SDなのに初診時にATDと認識してしまうのは，望ましいことではありません。SDはピック化していきますが，純粋なATDはピック化しないからです。SDと診断しておけば，将来反社会的行動が起こり始めたらすぐに対応できます。

　SDがピック化したとき，筆者は「SD」との診断名を途中からピック病に変更はしませんが，ピック病として発病した患者は「語義失語のあるピック病」「語義失語のないピック病」とわけて言うことはあります。前者は言うまでもなくCTで見ると側頭葉の萎縮が強いです。ですから，この患

者はSDなのかピック病なのかと議論する意義もあまりありません。

　ただ，問題行動のために介護施設に入所する患者の病名としては「ピック病」と施設職員に言っておいたほうが，イメージしやすいことは間違いないでしょう。大事なことは，ピック症状があれば処方を速やかにピックセット（ウインタミン®を抑制系薬剤の主体にする）に切り替えるということです。

　筆者は初診時，鑑別に迷ったら「ATD（SD疑い）」などと書き添えておくようにしています。病名はシンプルで美しくある必要はないと思います。クリアカットに決められるものではないからです。

　このような話をほかの医学書で読むことはないはずです。こういったカオスに満ちた話こそが現場を直視した"認知症学"なのです。

レビー・ピック複合（LPC）化

　DLBを長年診ていると，ピック病のようにわがままになったりスイッチが入ったように怒ったりする患者がいました。その時点でCT所見を見直すと，ちゃんとFTLDの萎縮になっているのです。そこで筆者は，もともとFTLDの萎縮をしていたのにその症状は初期には現れずに，DLBの症状だけが現れていたと理解しました。

　また，FTLDとして診ていた患者に幻視が出たり歯車現象（歯車様筋固縮）が現れたりする場合もありました。こういった患者が3人ほど続けて来院した日に筆者は，これは新しい疾患概念と認めざるをえないと決断し，2012年9月2日に，筆者が当時インターネット上で運営していた「認知症ブログ」において「レビー・ピック複合（Lewy-Pick complex；LPC）」と発表したのです。その後もピックスコアとレビースコアがともに高い場合を筆者なりに客観的に認定していき，症例数はすぐに100例を超えました。特にSDは臨床的に診断してよい概念ですので，SD＋DLBのパターンのLPCは，他の研究者から否定されるものではありません。典型例に絞ればLPCの存在に反論できないと思います。

　筆者がLPCを発表した狙いは，現場のスタッフのストレスをなくすことでした。この患者はいったいどちらの疾患なのだろうかといつまでも悩んでいるよりも，2疾患の合併だと覚悟すれば，すべての症状に納得がいくのです。

　FTLDがレビー化したらシチコリン注射が奏効するでしょうし，DLBがピック化したらピックセット（ウインタミン®＋リバスタッチ®パッチ）に処方を切り替えればすぐに落ちついた知的な状態に戻せるのです。

認知症における意識障害

　認知症は,「意識障害のないときに中核症状があること」と定義されています。しかし,この定義を守ったら認知症の25％はずっと認知症と診断できないでしょう。意識の座には,脳幹網様体だけでなく大脳も関与しています。たとえば,クロイツフェルト・ヤコブ病のように大脳がびまん性に崩壊していく経過を目の当たりにするとまさしく意識障害だと感じると思います。

　筆者がいう意識障害とは意識の変容のことで,昏睡のことではありません。せん妄はすべて意識障害の一種と考えて下さい。大暴れする状態に限らず,「低活動性せん妄」という病態もあります。

　DLBの慢性的なせん妄や脳血管性認知症（VD）の夜間せん妄は,すべて認知症＋意識障害と考えて下さい。この場合,意識障害を治すことが最優先です（図4）。躊躇せずにシチコリン注射を行って下さい。また患者によっては,覚醒させることで妄想や幻視,摂食不能が解消することが経験されます。

　ハロペリドール（セレネース®）で歩行障害を起こす前にシチコリン注射で副作用なく覚醒させたほうが安全です。シチコリンは,昏睡にはほとんど効きませんが,せん妄にはきわめて有用です。認知症と意識障害は別物だという認識であるなら,多くの認知症を治すことはできません。

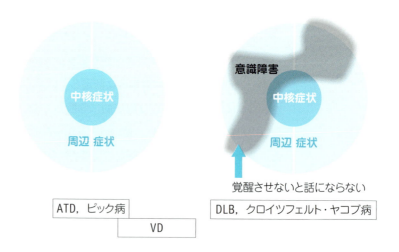

図4　覚醒系認知症と意識障害系認知症の違い
　　　意識障害系認知症には,シチコリン注射を多用する。抑肝散が奏効する。
　　　ATD：アルツハイマー型認知症,VD：脳血管性認知症,DLB：レビー小体型認知症

大人の発達障害をもつ認知症患者

　物忘れを主訴として初診した患者の場合，高齢者であっても注意欠如・多動性障害（ADHD）の問診は必要です。大人の発達障害は，患者によっては寿命が来るまでその症状を継続する場合があります。

　パターンとしては，①ADHDのみ，②ADHD＋認知症の2つですから，改訂長谷川式スケールを行って，満点近いとか画像的に大脳の萎縮が非常に軽いという，いわゆる軽度認知障害（MCI）と判明してからADHDの問診を追加しても手遅れではありません。ただし，初診日のうちに決着をつけておくのが理想です。なぜなら，ADHDのみなら認知症ではないのですから，介護保険の対象にはならなくなってしまいます（65歳未満の場合には，限られた疾患しか認定されない）。

　しかし，おっちょこちょいで自動車の車体側面をよくこするといったエピソードは，ADHD（多動タイプ）でも起こしやすいものですから，実は認知症と同程度に危険な側面があります。

Ⅱ　改善症例集

1 treatable dementia

Ⅱ 改善症例集 ● treatable dementia

KONO METHOD 1 treatable dementia

　認知症には，完治しうる認知症（treatable dementia）が，5％以下ですが存在します。一般的には，最も頻度の高いアルツハイマー型認知症（ATD）から取り上げるのが普通でしょう。しかし本書は，認知症を"治す"ことを主体にしているため，プライマリケア医が決して見落としてはならないtreatable dementiaから説明しようと思います。

　treatable dementiaは，内科的認知症と脳神経外科的認知症に大別できます。前者には甲状腺機能障害，ビタミンB_{12}欠乏，ビタミンB_1欠乏，葉酸欠乏などがあります。また後者には，正常圧水頭症（NPH），慢性硬膜下血腫，脳腫瘍などがあります。

　CTをもたない実地医家がすべきことは，物忘れのある患者の初診時に血液検査（甲状腺機能検査，生化学，血算）を行うことです。1日3合以上の飲酒を20年以上継続してきたような人には血漿ビタミンB_1検査（特殊スピッツが必要）も追加します。可能なら胸部X線写真も撮っておきたいところです。血算の結果，大球症（貧血かどうかはともかく赤血球が大きいというデータが出ている場合）は，再診時に血清ビタミンB_{12}と葉酸値を検査して下さい。

　初診時にたとえATD，レビー小体型認知症，前頭側頭葉変性症（＝三大変性性認知症）などと病型鑑別できたとしても，treatable dementiaの合併を想定して血液検査を省略せず，CT検査を発注しておいて下さい。三大変性性認知症に多発性脳梗塞，甲状腺機能低下，NPHが合併している患者を筆者は数多く経験してきました。

　treatableといっても，認知機能が100％元に戻る患者は稀です。なぜでしょうか。たとえば，甲状腺機能低下症だけで認知症になる症例というのは，心不全も発症している，食欲もないなど，ふらふらの状態にまでなっているものです。そうでなければ，おいそれと認知症症状を呈するものではありません。このような患者は循環器内科に行くはずです。

　顔はむくんでいるけれども認知症外来にすたすたと歩いて来るような甲状腺機能低下症の患者は，ATDの合併などで認知症になっていることが多く，レボチロキシン（チラーヂン®S）だけ投与しても改訂長谷川式ス

ケール（HDS-R）は満点まで上がってきません。

NPHも特発性（原因不明）といいながら，実は一次変性性認知症が潜在している場合が半数はあるのです。つまりシャント手術をして歩行が改善してもHDS-Rは満点まで上がってきません。ですから純粋なtreatable dementiaと思わずに，絶えず一次変性性認知症の影を意識して，必要なら早期に中核薬（リバスチグミン［リバスタッチ®パッチ］，ガランタミン［レミニール®］，ドネペジル，メマンチン［メマリー®］）を開始して下さい。

アルコール性認知症は，本当にアルコールによって認知症になるのかが論議されており，飲酒による二次的な栄養障害が神経細胞を障害することも否定できないため，アルコール関連認知症と呼ばれるのが一般になりつつあります。

また，糖尿病性認知症という概念を提唱するグループがあり，その病状はATDとは異なるとされています。血糖値がコントロールされたときに認知機能が上がるなら，この認知症である可能性が高まるでしょう。

大人の注意欠如・多動性障害（ADHD）は，物忘れを主訴として来院します。大脳画像は病的な脳萎縮を示さないのが原則ですが，高齢のADHDの場合，「結構脳萎縮があるからATDなのだろう」と誤診してしまいます。しかし2～3年経過をみてもHDS-Rが27点のままであったり，中には30点になってしまったりする場合もあり，それでも本人は記憶ができないと訴えます。その場合はtreatable dementiaでなく初めから非認知症だったのです。

ADHDにドネペジル10mgを長期処方していても別段副作用が起こることはないので，患者も医師もこのままでよいだろうと思ってしまうのですが，家系調査をし直すと，子どもや孫に発達障害をもった人がいることが多く，自分の目の前にいる患者の病態が何であるかに気づくものです。

その場合，ドネペジルは不要ですが，念のため2.5mg程度を継続しつつ，メチルフェニデート（コンサータ®）＊かアトモキセチン（ストラテラ®）を開始します。保険薬に踏み切れない場合は，サプリメントのCDPコリンを用いると，頭がすっきりすることが多いです。

処方医は，コンサータ錠適正流通管理委員会に登録医として登録される必要がある。

II 改善症例集 ● treatable dementia

CASE 1 甲状腺機能低下症によって treatable dementia を生じた例

65歳，女性。
HDS-R 26点。
原発性甲状腺機能低下症＋無症候性脳梗塞
物忘れを主訴として受診。総コレステロール 241mg/dL，
糖尿病あり，TSH 46.8μU/mL，freeT$_4$ 0.17ng/dL

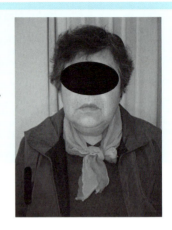

甲状腺機能障害が認知症責任疾患でなくても
甲状腺機能の治療は必須

▶ プライマリケア医は，物忘れを主訴とする患者の初診時に血液検査をする義務があると思います。一般採血に含まれない項目としてはTSH，freeT$_3$，freeT$_4$があり，これは患者数が多いので必須です。

▶ 内科学の甲状腺機能低下と認知症外来の甲状腺機能低下では，おそらくイメージが違っています。研修医が学ばなければならない甲状腺機能低下とは，心不全で入院してくるような場合でしょう。患者は顔がむくんでおり活気がなくボーッとしています。この際観察されるのは，医学書に書かれてある徐脈，脱毛，寒がり，便秘，うつ症状であるはずです。そのうち看護師が，「この人は認知症ではないかしら」と気づくことでしょう。この場合は，甲状腺機能を改善することで認知機能も上がりますから，患者が循環器病棟を退院後に認知症外来を訪れるということはありません。つまり可逆性の認知症です。

▶ 甲状腺機能は，低下しても亢進しても認知機能が低下しますが，患者の絶対数や発病確率でいうと低下症のほうが頻度が高く，問題です。認知症外来においては，動作緩慢，緊張感がなく腫れぼったい顔をしている患者もいますが，血液検査なしで気づくことは容易ではありません。もし甲状腺機能項目をオーダーし忘れていても，総コレステロール値が270mg/dL以上の女性の場合は疑ってみて下さい。意外とCPK高値で

ない患者が多いものです。

▶当院（名古屋フォレストクリニック）は認知症専門ですから，すべての初診患者の甲状腺機能を調べています。その結果，ある2年間の初診患者2,500名中，甲状腺機能低下は25名（男女比1:2，平均81.8歳）でした。甲状腺機能亢進は5名（35～81歳）で全員女性でした。低下・亢進合わせて約1.2％ですが，これは筆者が初めて機能障害を発見した患者のみであり，前医によって既に機能異常に気づかれていた患者を除いています。

▶この30名の中で，筆者が甲状腺機能障害単独で認知症を起こしていると判断した患者は1人もいません。全員がアルツハイマー型認知症（ATD）やレビー小体型認知症に甲状腺機能障害が付随していたのです。ですからtreatable dementiaと呼ばれる甲状腺機能低下者は，おそらく循環器医を受診しているはずなのです。とはいえ，高度な甲状腺機能低下を長期間放置すると認知症が不可逆になります。

▶初診時TSH高値，freeT₄正常範囲内の場合は，橋本病（慢性甲状腺炎，自己免疫疾患）の可能性があり，毎年採血して経過観察していかないと，いつか甲状腺機能低下症になる恐れがあります。

▶つまり，元気で認知症外来に歩いて受診してくる甲状腺機能障害者は，認知症の主たる責任疾患は甲状腺機能障害ではないが，甲状腺機能の治療は必須であるということ，またATDだと診断が確定していても甲状腺機能は調べなければならない，ということです。

甲状腺機能障害単独で生じるtreatable dementia

▶本例は，物忘れを主訴として来院したのですから，改訂長谷川式スケール（HDS-R）が26点とはいえ，日常生活ではかなり深刻だと思います。血液検査で原発性甲状腺機能低下が確認されたので，レボチロキシン（チラーヂン®S）を処方しましたが，その後記憶は改善し，かかりつけ医のもとに戻っていきました。本例は，ほかの認知症責任疾患が合併しない純粋な甲状腺機能低下による認知症です。古い症例ですが，筆者が遭遇しためずらしい甲状腺機能低下単独例なのでここに示しました。

▶もしHDS-Rが15点くらいで初診し，チラーヂン®Sで24点くらいまでしか上がらない場合は，ATDの合併を考え，中核薬（初回はリバスチグミン［リバスタッチ®パッチ］，ガランタミン［レミニール®］，ドネペジルのいずれか）も併用すべきでしょう。CT画像で海馬萎縮が強ければ間違いありませんが，HDS-Rの遅延再生（3単語の想起）が不得意（2/6以下）なら，ATDは確定的です。

▶なお，甲状腺機能亢進の場合は，物忘れというより易怒的になることが問題です。たとえば機能亢進に気づかずに，合併しているATDに対してドネペジルだけを処方すると余計に易怒的になる恐れがあります。

甲状腺機能低下に対してはチラーヂン®S。
服用してもHDS-Rスコアが上がってこなければ中核薬（リバスタッチ®パッチ，レミニール®，ドネペジルのいずれか）。

▶甲状腺機能異常は見逃されやすい。認知症外来では，甲状腺機能を必ず調べる

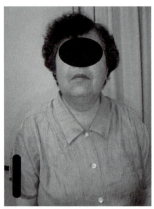

3カ月半後の様子。

CASE 2 レビー小体型認知症に正常圧水頭症を合併した例

84歳，女性。
HDS-R 0点。
レビー小体型認知症＋正常圧水頭症
居眠りより強い意識レベルの低下があり，食事のときのみうっすらと眼を開ける状態でした。

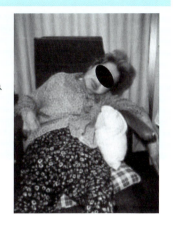

患者のキャラクター（陰証・陽証）を見きわめる

タップテスト：腰椎穿刺で髄液を30mL程度抜き，歩行が改善するか検査するもの。改善すればシャント手術の有効性が期待できる。

▶ 15年以上前の症例です。非常勤先の病院で診た患者なのでタップテスト*を行う環境になく，興奮系2種（ニセルゴリン［サアミオン®］15mg，アマンタジン［シンメトレル®］150mg）を処方したところ，傾眠，歩行障害が改善しました。正常圧水頭症（NPH）以外の認知症責任疾患はレビー小体型認知症（DLB）ではないかと今では思います。

▶ 元気のない認知症は，意識障害，うつ状態，アパシーの3病態から鑑別しなければなりません（☞ p.49, CASE11 図1参照）。コウノメソッドでは，DLBにおける3病態は，いずれもシチコリン注射の適応として推奨しています。この3病態は食事摂取量を著しく低下させ，患者を急激に生命の危機に追いやる緊急事態です。もし選択した内服薬が奏効しないどころか，かえって意識や食欲を奪う場合は致命的になります。ですからシチコリン注射が確実なのです。

▶ シチコリンが使用できない場合は，本症は意識障害に当たりますから興奮系2種を処方するのが常道です。間違っても抗うつ薬という選択肢はありません。もし抗うつ薬を使用していたら，本例は死亡していた可能性があります。抗うつ薬は，患者の変化が読めない難しい薬ですから，プライマリケア医は認知症には処方しないほうが無難です。

▶ 本例は筆者がシチコリン注射を習得していなかった時代のものですから，めずらしいケースとして紹介しました。

II 改善症例集 ● treatable dementia

表1　興奮系薬剤（サプリメントを含む）

強い順	薬剤名	代表適応（ただし陽証への単独使用は危険）
1	サアミオン®	虚血系（脳血管性認知症）
2	シンメトレル®	変性系（パーキンソニズムのある認知症）
3	ドネペジル	アルツハイマー型認知症
4	【フェルラ酸含有食品（強）】	末期，誤嚥，歩行障害
5	レミニール®	脳血管性認知症
6	メマリー®	アルツハイマー型認知症
7	メネシット®	レビー小体型認知症
8	シチコリン注射1,000mg	レビー小体型認知症
9	リバスタッチ®パッチ	レビー小体型認知症
10	【フェルラ酸含有食品（強・粒タイプ）】	あらゆる認知症

コウノメソッドで高頻度に使用するものだけを掲げた。

▶表1に興奮系（元気系）薬剤等を，効果が強い順に紹介します。サアミオン®やシンメトレル®といった古い薬が重宝されるのは，多数の使用経験が蓄積されており，安心して使えるということでしょう。また，フェルラ酸含有食品（強）も医師を裏切らないという印象です。奇異反応（予想とは逆の効果が出てしまう特異反応）を起こすことがなく，患者は必ず元気になります。

▶新薬の恐いところは，用量や患者によって奇異反応が起きることがあるという点です。メマンチン（メマリー®）やガランタミン（レミニール®）は，ハイテンションになる患者もいれば傾眠で認知機能が下がってしまう患者もおり，難しい薬剤です。その点，ドネペジルは医師の鑑別能力がしっかりしていて，適量（5mg未満）であれば予想外の結果は出ません。

▶反対に，易怒や衝動性，介護抵抗の強い患者（陽証）に表1の1～4（サアミオン®，シンメトレル®，ドネペジル，フェルラ酸含有食品［強］）は禁止です。言うなれば，予想通り，患者の周辺症状は悪化します。

▶コウノメソッドにおいて，患者のキャラクター分類（陽証か陰証かの二大別）は基本中の基本であり，処方の善し悪しをわける最大のポイントです。ですから，「アルツハイマー型認知症（ATD）だからドネペジル」というアセチルコリン仮説に基づいた薬理学的発想を介護の現場に持ち込んではならないのです。

正常圧水頭症読影のポイント

▶ NPHは，単純CT検査を行うことで十分プライマリケア医としての役目を果たすことができます。NPHは脳室の大きさだけで診断するものではありません。脳萎縮のために脳室が二次的に大きくなっているATDがいますし，脳室が健常者程度の大きさでしかないNPHがいます。

▶ 最も確実なNPHの証拠は，①DESH所見*がある，②皮質の脳溝が不規則に開大していることです。そして，①，②ともみられないのに脳神経外科医がNPHだと断言するもう1つの所見が，③脳梁角が90°未満になることです（図1）。筆者は③だけの所見を呈する認知症患者で，3人のNPHを見落とし，地元でシャント手術を受けて歩行が改善した症例を経験しています。

DESH所見：DESH＝disproportionately enlarged subarachnoid-space hydrocephalus。海馬が観察できるスライスにおいて，高位円蓋部の脳溝が消失し，両側のシルビウス裂が異様に開大した所見をいう。

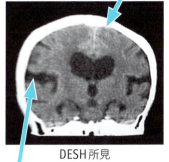
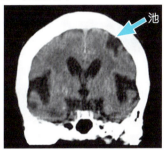
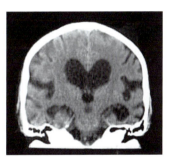
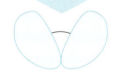

図1　正常圧水頭症の3つの所見

メソッドに基づく処方	サアミオン®　15mg シンメトレル®　150mg

Ⅱ 改善症例集 ● treatable dementia

 ▶陰証には興奮系薬剤が基本。抗うつ薬は使わない

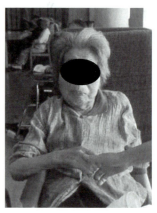

サアミオン®3錠（15mg），シンメトレル®3錠（150mg）投与開始から18日目の様子。

CASE 3 レビー小体型認知症（第3期）に正常圧水頭症を合併した例

81歳，女性。
HDS-R 1点。
レビー小体型認知症＋正常圧水頭症
頸部を後屈し，夢遊病者のように両手を宙で動かしていました。

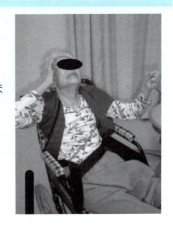

一次変性性認知症に合併する正常圧水頭症

▶ 前医の対応に問題を感じる症例です。最近急激に歩行と嚥下ができなくなってきたときに，アルツハイマー型認知症として長年診てきた医師が，末期なので仕方がないと説明したそうです。本例の娘がインターネットで筆者を知り，「自分は母親の病状からして正常圧水頭症（NPH）に似ていると思う」と，車いすながら，遠方から当院を受診しました。

▶ 首は後屈して動きは鈍く，CT画像（図1）ではNPHが明らかでした。幻視，妄想，寝言などの既往を聞くと，合併している認知症責任疾患はレビー小体型認知症（DLB）と思われました。タップテストをすれば嚥下くらいは改善するだろうと思い，外来の処置室で髄液を抜いたところ，姿勢と嚥下が改善しました。

▶ 後日，嚥下ができるので介護が非常に楽になったと喜びのメールが送られてきました。このような例があることをぜひ多くの医師に知って頂きたいと思います。

▶ つまり認知症を診る医師には，①DLBという疾患がある，②一次変性性認知症にNPHが合併することがある，③髄液排除で運動機能はいくらかよくなることがある，という3つの知識が必要です。認知症が第3期になっても医師にはやるべきことがあります。急激に病状が悪化したら，やはりもう一度CTを撮り直したり，胸部X線写真撮影や血液検査を行ったりすべきです。

II 改善症例集 ● treatable dementia

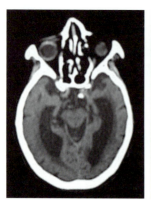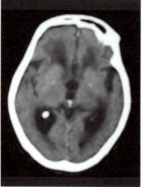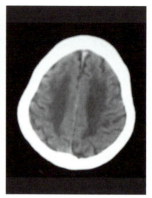

図1　CT画像

▶本例は髄液排除で，少なくとも褥瘡や誤嚥性肺炎を起こすリスクを減らすことができたと思います。それは介護者を助けることにもなります。「認知症はどうせ治らない」と発言する前に，医師は改善症例をよく目撃しておく必要があります。本書の目的のひとつはそのための症例を提示することです。

| メソッドに基づく処方 | 髄液排除（タップテスト） |

▶重度認知症でも臨床的に改善し，介護も楽になる手立てがあるかもしれない

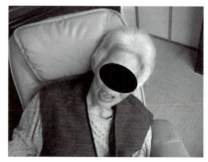

後日，メールで送られてきた画像での元気な様子。

22

CASE 4 ピック病に正常圧水頭症（手術例）を合併した例

70歳代後半，女性。
HDS-R 9.5点。
ピック病＋正常圧水頭症
初診時にはびっくり眼（前頭葉症状）がみられました。

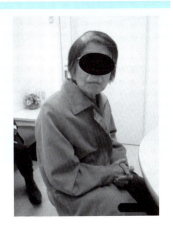

正常圧水頭症によって隠される本来の症状

▶初診時，改訂長谷川式スケール（HDS-R）9.5点のアルツハイマー型認知症（ATD）と診断しましたが，最初からCT画像で正常圧水頭症（NPH）の合併は認識していました。経過中に歩行が遅くなり，CT画像でNPHの進行を確認したときに，脳神経外科に手術を依頼しました。その結果，食欲が改善し食べすぎるほどになりました。初診時はびっくり眼*でしたが，手術後は優しい，落ちついた目つきになっています。

▶図1はCT所見の変化です。筆者は手術適応程度のNPHに達したと判断したタイミングで脳神経外科に依頼しますので，ほとんどの場合は手術になります。もし脳神経外科が手術適応ではないと判断したら，ほかの病院に依頼し直すことにしています。脳神経外科も医師によってずいぶん判断が変わるからです。患者の経過観察中に，比較的急激に（2カ月単位で）歩行や尿失禁が現れた場合は間違いなく手術適応です。

▶初診時にはATDと思っていましたが，その後本例はピック症状（周徊*，甘いものしかおいしく感じない，愛想が悪い）が出てきて，診断名をピック病に変更しました。びっくり眼は，ピック病を示していたのです。CTで側脳室の形状を見ると，前角のほうが後角より拡大しています。

▶シャント手術の成功で肉なども食べすぎるほど食べるようになったのは，実はピック病であることを示していました。また，リバスチグミン（リバスタッチ®パッチ）を4.5mgから9mgに増量したときにはハイテンションに

びっくり眼（まなこ）：筆者の理解では，主に前頭葉障害により，情報収集能力の低下を補うかのように眼を大きく見開いている状態。前頭側頭葉変性症（FTLD）に多く観察され，治療によって落ちついた穏やかな眼になる。

周徊：ATDの「徘徊」は無目的に歩くことで，これに対し，故・田邉敬貴先生が造語としてピック病が同じ道を繰り返し歩く様を「周徊」とした。「周遊」とする研究者もいる。

II 改善症例集 ● treatable dementia

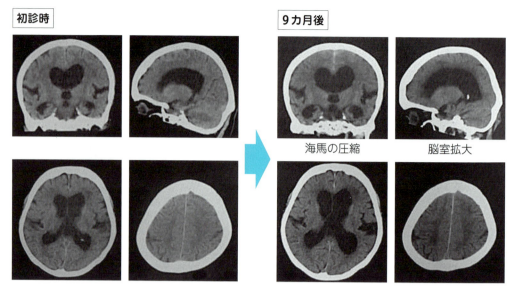

初診時　　　　　　　　　　　　9カ月後

海馬の圧縮　　脳室拡大

図1　CT所見の変化
初診時よりNPHの合併は認識していたが，9カ月後，NPHの進行を確認してシャント手術依頼を決断。

抑制系薬剤の第一選択（コウノメソッド2016）は，ATDではチアプリド（グラマリール®），FTLDではクロルプロマジン（ウインタミン®），レビー小体型認知症では抑肝散となっている。

なり，施設職員の要請で抑制系薬剤*を併用し始めたのですが，あとから考察すれば，それもピック病にありがちな現象でした。

▶NPHの脳圧迫により，ピック病特有のCT所見とピック病の陽性症状が被覆されて筆者は当初ATDと誤診しました。手術で脳圧が減じられたことでピック病の症状が解放され，ピック病と気づいたのです。

メソッドに基づく処方
髄液シャント手術
リバスタッチ®パッチ　4.5mg
ウインタミン®　4mg（朝）＋6mg（夕）

▶正常圧水頭症には一次変性性認知症が先行しやすく，その症状は隠されがちである

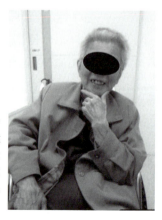

初診から14カ月後の様子。シャント手術の2カ月前に起こした大腿骨頸部骨折により車いす使用となったが，肉を食べられるようになった。優しい目で豊かに暮らしている。

Ⅱ　改善症例集

2 アルツハイマー型認知症

KONO METHOD 2 アルツハイマー型認知症

　アルツハイマー型認知症（ATD）は，認知症の6割を占める最も頻度の高い認知症であり，米国レーガン元大統領，英国サッチャー元首相など著名人が罹患したことなどで一般の人にも知名度が高く，認知症＝ATDと思っている人も多いようです。

　家族性ATDやダウン症の脳組織，生化学研究から，病理変化についてはアミロイドカスケード仮説，神経伝達障害についてはアセチルコリン仮説に基づいて治療戦略が練られてきました。ATDワクチンは副作用のため実用化されていませんし，γ-セクレターゼ阻害薬も治験で有益な成績を収められませんでしたが，治療法は続々と開発中です。

　わが国では1999年にドネペジル（アリセプト®）が臨床で使えるようになり，以後12年間，認知症の中核薬として唯一の薬剤でした。残念ながら筆者の経験では改善率は6割程度であり，効果は一時的で，消化器症状の副作用よりも，易怒という介護の世界では最も悩ませられる副作用が無視できないほど現れ，「5mg未満の処方はできない」という規定が多くの患者家族，医師を苦しめました。

　2011年にガランタミン（レミニール®），メマンチン（メマリー®），リバスチグミン（リバスタッチ®パッチ）が使用可能となり，ATD中核薬は4成分がそろったわけですが，後続の3成分も増量規定が設けられたため，高率に副作用が生じました（その後，「抗認知症薬の適量処方を実現する会」［会長：長尾和宏先生］等の尽力により，厚生労働省から中核薬の少量処方を認める事務連絡が発出されています）。何をどう処方してよいか，現場では混乱がみられましたが，筆者はこの使いこなしを大方把握し，いち早く『コウノメソッドでみる認知症診療』（日本医事新報社）で情報発信し，多くの医師から支持を得たものと思います。その経験から，本項ではATDの著効例につき解説します。

　なお，コウノメソッドに欠かせないフェルラ酸含有食品は，既に臨床上多くの認知症に明確な効果があることは経験済みですが，その効果を示す科学的根拠も次々と証明されつつあり，2017年7月には1社の製品が，日本認知症予防学会より，エビデンスレベルはグレードCながら，レビー小体型認知症（DLB）あるいは前頭側頭型認知症のBPSDへの効果，軽

度認知障害への効果が認められました。

またたとえば，アルツハイマー化操作されたトランスジェニックマウスに対し，フェルラ酸が脳内老人斑を形成するアミロイドβ蛋白を59〜73％減じ，マウスの認知機能が有意に改善されたことから，ヒトのATDの予防，発病後の臨床効果もあるものと強く推定される，とした論文が発表されたり[1]，田平らによるATDの総説においてもサプリメント名が紹介されています[2]。

ATDは最も患者数の多い認知症だけに，個人差が大きい疾患でもあります。中にはフロンタルバリアントと言って，ピック症状を示す患者がいます。この場合，ドネペジルは陽性症状を悪化させやすいので，レミニール®低用量とクロルプロマジン（ウインタミン®）低用量が推奨されます。

また，若い頃から注意欠如・多動性障害やアスペルガー症候群だった者がATDを発病すると，ピック症状（易怒，こだわり，ごみ屋敷など）のように観察されるため，ピック病と誤診するリスクが上がります。そのため，過去についての問診は重要です。

ただし，病理背景がATDの者をピック病と誤診しても治療上の問題は起こりません（興奮系薬剤のドネペジルを控えるため）。その逆は問題になります。

同様に，「幻視がある」と聞くとすぐにDLBと診断してしまう医師がいますが，ATDでも幻視は起こりえます。ただし，この場合も治療上の問題は起こらないでしょう（DLBの処方のほうが細心の注意を払うため）。

●文　献

1)　Mori T, Koyama N, Guillot-Sestier MV, et al：Ferulic acid is a nutraceutical β-secretase modulator that improves behavioral impairment and Alzheimer-like pathology in transgenic mice. PLoS One 8：e55774, 2013.

2)　田平　武：老年医学の展望 アルツハイマー病の治療—現状と将来. 日老医誌 49：402-418, 2012.

CASE 5 チアプリド（抑制系薬剤）単剤で素行が改善した例

78歳，女性。
HDS-R 10点。
アルツハイマー型認知症
初診時には身だしなみもそぶりも粗野な様子がみられました。

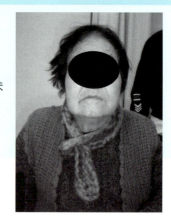

集中力を高めることの大切さ

- 筆者はドネペジルが登場する8年も前から認知症外来で，**チアプリド（グラマリール®）で患者が穏やかになることを介護者が非常に喜ぶ**という経験をしてきました。本例はその典型的な例です。

- アルツハイマー型認知症（ATD）と一口に言っても，怒りっぽい患者（陽証）と元気のない患者（陰証）がいて，どちらもドネペジルを処方しておけばよい結果が生まれると思ったら大間違いです。

- 認知症の中でもATDは「元気ボケ」と言われるほどですから，明るくて徘徊するパターンが典型例といえます。したがって認知症の中でも**ATDは陽性症状をもつ確率が高く**，不幸なことにドネペジルという興奮系の中核薬だけがATDの正規の適応症を獲得したために，一般の医師はどのような患者にもドネペジルを単独処方して大やけどをしてきました。

- ドネペジルは米国で20世紀を代表する名薬10種（ペニシリン，プラバスタチンなど）に選ばれているのですが，それは薬理学的な評価であって，介護の現場では少し違うようです。患者個々に合った用量での処方がなされないと，せっかくの優れた薬が一部の患者で危険なものとなります。

- 本例は，身だしなみもそぶりも粗野であり，改訂長谷川式スケール（HDS-R）も10点しかありませんでした。筆者は当時から**抑制系薬剤で集中力を増す**という発想をもっていたので，グラマリール®50mg×3錠を処方したところ，娘の仕事を手伝うなど**中核症状が改善したかのよう**

な効果を得られました。
- ▶「グラマリール®は水のようなもので何にも効かない」とか「パーキンソニズムが悪化するから使わない」といった考えをもつ精神科医もいるようですが，そうでしょうか。グラマリール®の化学構造上（スルピリド［ドグマチール®］に似ている），副作用が起こりそうだと想像しているだけで，事実確認がなされているとは思えません。また，内科と精神科では患者の年齢や病型にも違いがあり，このような考えが認知症学にそのまま当てはまることはありません。
- ▶ATDと脳血管性認知症（VD）の陽性症状に対して第一選択薬として推奨できるのは，筆者の経験からは間違いなくグラマリール®です。これは改善率の高さと安全性のためです。陽性症状の強い認知症患者にグラマリール®を適量処方して家族から感謝されるという体験は，まさに認知症学の第一歩であり，コウノメソッドでは，グラマリール®の使いこなし（どのような症例にどれだけ処方するか）が基本中の基本となります。
- ▶周辺症状は中核症状から派生して生じるわけですが，中核症状を改善させれば同時に周辺症状も消えるわけではありません（図1）。そこで，陽性症状で興奮してしまった頭を抑制系薬剤で鎮静化すると集中力が増して，患者本来の中核機能が発揮できるようになります。
- ▶イライラしている患者にアセチルコリンを補っても，集中できず家族と協調して生活することはできないのでしょう。ですから陽性症状を抑制系薬剤で鎮静化してから中核薬を併用するというのが，コウノメソッドの鉄則になっていったのです。

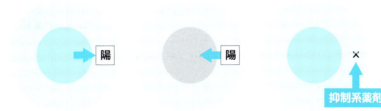

周辺症状は中核症状から派生してきたものではあるが……。

陽性症状が強いと残された中核機能が発揮できない（集中力阻害）。

陽性症状を薬で断てば患者の実力が発揮できるようになる。→あたかも中核症状が改善されたようにみえる。

■ 中核症状（記憶，判断力，見当識など）
■ 周辺症状（陽性症状や陰性症状）

図1 集中力を高めることの大切さ

▶ ドネペジルを7カ月以上服用できたATD患者700人（自験例）に対するグラマリール®の併用率は41％，ドネペジルの平均維持量は3.6mgでした。ATDに対する中核薬，抑制系薬剤の使い方はだいたいこのイメージだと覚えておいて下さい。

▶ ただし筆者は，ATDなら絶対にグラマリール®と言っているわけではありません。そこは個別化医療が大事ですから，非常に強い易怒ならクロルプロマジン（ウインタミン®）のほうがよいでしょう。ただし経験上，グラマリール®とウインタミン®の併用は，薬剤性パーキンソニズムが起こりやすくなるため，ウインタミン®単独で使用して下さい。ATDに対するウインタミン®の1日量は8〜25mg程度です。

メソッドに基づく処方

グラマリール®　150mg

▶ 認知症にメリットのある薬は，中核薬だけではない

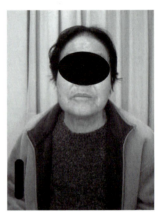

40日後の様子。昼寝が減り，娘の仕事の手伝いに自ら同行するようになった。

CASE 6 ● 興奮系薬剤が奏効した陰証患者の例

CASE 6　興奮系薬剤が奏効した陰証患者の例

77歳，男性。
HDS-R 20.5点。
アルツハイマー型認知症
受診時は呆然とした苦悶表情で，整髪せず，痩せていました。強皮症による嚥下力低下などから，うつ的になりやすい様子でした。

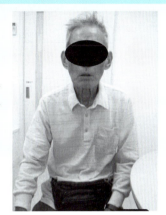

陰証には興奮系薬剤のカクテル処方を

- ▶陰性症状（元気がない）が主体の患者，すなわち陰証の患者には興奮系薬剤が第一選択となります。陰証をうつ状態と見誤ると，抗うつ薬処方という誤った道に逸れていくため注意が必要です。

- ▶認知症の陰証はアセチルコリン不足によって引き起こされるので，セロトニンを先に補ってはなりません。アセチルコリンが補充されていても元気が出ない場合は，最終手段としてセルトラリン（ジェイゾロフト®）だけは許可しているのがコウノメソッドです。

- ▶興奮系薬剤の代表薬はニセルゴリン（サアミオン®），アマンタジン（シンメトレル®）です。中核薬では，興奮性が強い順にドネペジル，ガランタミン（レミニール®），メマンチン（メマリー®），リバスチグミン（リバスタッチ®パッチ）です。

- ▶本例は，神経質で苦痛が前面に出ていたのですが，ドネペジル10mgをリバスタッチ®パッチ13.5mgに切り替えたところ，非常に調子がよくなり，明るく，積極的で記憶も改善しました（目に見えて記憶がよくなったと妻が報告してくれました）。2年半，薬に反応せず筆者も焦っていました。医師の薬選びで患者の運命が左右されることを再認識させられた症例です。厚生労働省は，ドネペジルとリバスタッチ®パッチの併用を認めていませんが，まったく違う薬であるとの認識が必要でしょう。

- ▶サアミオン®，シンメトレル®で興奮させておいて，中核症状はリバスタッ

チ®パッチという安全な薬に担当させた結果，非常にバランスよく記憶が改善しました．ドネペジル＋サアミオン®＋シンメトレル®では興奮系薬剤の3強が重なるため，まったく穏やかだった患者まで怒りっぽくさせるリスクがありました．

▶本例の場合，自動車にたとえると，サアミオン®とシンメトレル®でエンジンをふかして，リバスタッチ®パッチで加速したという感じです．リバスタッチ®パッチの代わりにドネペジルを使えば"スピード違反"になっていたことでしょう．

▶図1にドネペジルとリバスチグミンの比較試験を示します[1]．英国での大規模臨床試験であり，アルツハイマー型認知症におけるリバスチグミンの優位性は明らかです．しかも興奮性が少ないので，不慣れな医師でも安心して使えます．

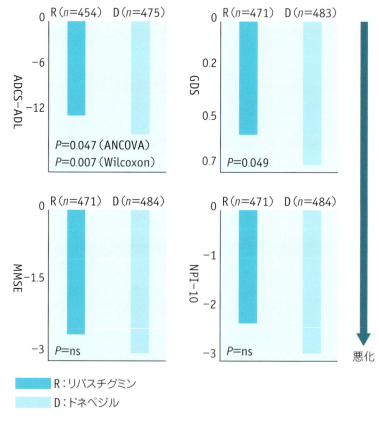

図1　アルツハイマー型認知症におけるリバスチグミンの有用性
ADCS-ADL：日常生活動作評価，GDS：老年期うつ尺度，MMSE：ミニメンタルステート検査，NPI：Neuropsychiatric Inventory（日本語訳はない．精神症候評価尺度）

（文献1より引用改変）

▶なお，穏やかな患者には，保険薬のほかにはサプリメントのCDPコリンを第一に推奨しています。自験例において最も改善率が高いためです。日本ではシチコリンは薬剤ですが，米国では安心して使用できるサプリメントとして，健常者もインターネット等での購入が可能です。健常者でも，計算が速くなったり段取りがすぐに組み立てられるようになったといった実感が期待できます。すでに非常に多くの論文[2]も発表されています。

メソッドに基づく処方

リバスタッチ®パッチ　13.5mg
サアミオン®　10mg
シンメトレル®　100mg

金言
▶リバスタッチ®パッチ＋サアミオン®＋シンメトレル®は陰証に安心・確実なカクテル処方

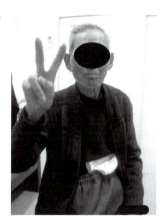

2年4カ月後の様子。顔もふっくらし，生き生きと明るくなった。同じことを言わなくなり，日記をつけ始めた。

● 文　献

1) Bullock R, Touchon J, Bergman H, et al：Rivastigmine and donepezil treatment in moderate to moderately-severe Alzheimer's disease over a 2-year period. Curr Med Res Opin 21：1317-1327, 2005.
2) Gareri P, Castagna A, Cotroneo AM, et al：The Citicholinage Study：Citicoline Plus Cholinesterase Inhibitors in Aged Patients Affected with Alzheimer's Disease Study. J Alzheimers Dis 56：557-565, 2017.

Ⅱ 改善症例集 ●アルツハイマー型認知症

CASE 7　中核薬2種の最低用量カクテル処方で改善した例

88歳，女性。
HDS-R 9点（2年半で18.5点から9点に急減）。
アルツハイマー型認知症
銀行でお金を下ろせないなどの様子がみられ，受診時はあっけらかんとして，病識がありませんでした。

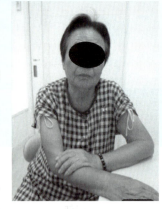

前医の処方

▶ドネペジル5mgを2年間処方されていた。
▶進行に伴い主治医より10mgへの増量を提案されたが，娘の希望により当院を受診（もともと怒りっぽい患者で，娘は筆者の「認知症ブログ」[当時]を見てドネペジルの興奮性を懸念し受診）。

最低用量処方で患者を副作用から守る

▶中核薬であるガランタミン（レミニール®），メマンチン（メマリー®）が登場したとき，筆者は増量規定になるべく沿うように処方し，1,000例を早期に経験しました。その結果，2成分とも予想以上に副作用が起こり，驚きました。レミニール®は嘔気にとどまらず嘔吐し続ける，メマリー®はめまいで転倒して骨折する，気絶するほど眠いなど，臨床試験の結果からは予想もしないほどの副作用でした。筆者は治験の5倍近い処方経験をもてたために，薬の性格が早期によくわかったのだと思います。今では副作用による脱落はほとんどありません。規定通りではうまくいかない場合も多いということです。レミニール®とメマリー®は，規定を守って増量すると大変やっかいな薬になってしまうという印象です。

▶本例では，筆者は前医が処方していたドネペジルを5mgから2.5mgに減らし，なおかつチアプリド（グラマリール®）50mg×1錠を併用して万全を期しました。理論的には，このままだと認知機能は上がることはありません。

▶その後，急激に改訂長谷川式スケール（HDS-R）が低下したため，ドネペジルは中止しレミニール®に切り替え，足りない分はメマリー®を併用して補いました。いろいろと家族の意見も取り入れながら調整していった

CASE 7 ● 中核薬2種の最低用量カクテル処方で改善した例

結果，レミニール®4mg（内用液），メマリー®5mgという，最低用量の2剤併用で最も効果が上がりました。

▶処方の結果，歩行が目に見えて改善し，車いすも不要になりました。下着も汚さなくなり，他人の世話までするようになりました。

> **メソッドに基づく処方**
>
> ドネペジル　2.5mg
> グラマリール®　50mg
> ●HDS-R低下後
> レミニール®　4mg（内用液）
> メマリー®　5mg

▶認知症の中核薬は無理に増量すると，有益な効果が台なしになる

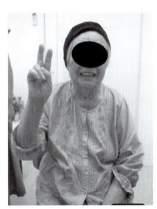

3年後の様子。

コラム

Column　ガランタミンの副作用対策

▶ガランタミン（レミニール®）使用開始当初の副作用の出方を図1に示します。当時は増量規定通りに処方していたので，改善16名に対し，副作用46名という惨憺たる状況でした。レミニール®の維持量が決まるまでは，ドンペリドンなどの制吐薬を併用したほうが無難でしょう（ナウゼリン®10mg朝1錠など）。レミニール®を朝夕の2回服用する場合でも制吐薬は朝だけでけっこうです。血中濃度の上昇がレミニール®よりナウゼリン®のほうが速いため，同時投与で制吐可能です。

▶レミニール®を4mg＋4mgから8mg＋8mgに増やす場合，用量の増加幅が広すぎるので，内用液4mg＋4mg＋4mg程度で様子をみるのがよいと思います（レセプトには「副作用のため1日12mgしか飲めない」とい

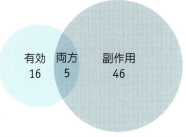

副作用の種類	
消化器系	嘔気，嘔吐，食欲低下，下痢（稀）
覚醒系	傾眠，認知機能低下，傾斜，歩行不安定
興奮系	易怒，徘徊，妄想，幻覚，不眠，独語
その他	頭痛，めまい，薬疹

当院での2012年7月15日までの症例67名．平均年齢79.3歳．平均HDS-R 12.2点．病型はATD 24名，DLB 18名，FTLD 21名，その他4名

図1　レミニール®の有効性と副作用の出現

うただし書きがあったほうがよい）。内用液なら1回8mgに無理に引き上げる必要はありません（薬価の高いものを無理に処方しているとはみなされないため）。また，内用液を嫌う患者はいません。

▶レミニール®の規定は最低で1日8mgです。メマンチン（メマリー®）5mgは4段階増量規定の最低量です。このまま処方するとおそらく診療報酬上認められないので，「副作用のために増やせない」などのただし書きは必要です。負担のかかる作業ですが，患者を守るための医師の義務でしょう。

▶メマリー®の副作用の強さはよく知られていますので，10mg長期投与の場合はただし書きなしでも認められるようです。レミニール®は内用液だとmL単位の薬価なので，内用液で処方したほうが低用量でも認められやすいと思われます。

CASE 8 ドネペジル中止により改善した例

76歳，男性。
初診は1年半前。初診時のHDS-R 16点。
アルツハイマー型認知症
元・教師。迷子になりやすく，入浴施設からなかなか出てこないなどの事件も起こしていました。気力もなく，「ただ魂がさまよっているような毎日」とのことでした。
初診時，1回だけ腕組みをしたものの前頭側頭葉変性症（FTLD）の症状はありません。

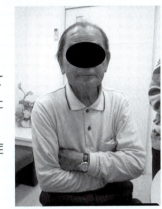

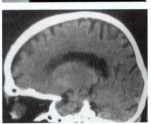

前医の処方
- ▶2年間ドネペジルが処方されていた。
- ▶いっこうに効果が上がらないとのことで受診。

ドネペジル→リバスタッチ®パッチで孫に数学を教えるようになった

- ▶ドネペジルを中止し，リバスチグミン（リバスタッチ®パッチ）の投与を始めたものの，当時は長期処方（14日を超える処方）に制限があったので，遠方ということもあり，4日に1枚しか貼れませんでした。当院受診前に骨髄炎で入院するなど身体的には悪条件だったものの，リバスタッチ®パッチ9mgで行動に統制がとれるようになってきました。家族からは「すごくよくなった」と言われるようになりました。このときの処方は，リバスタッチ®パッチ9mg＋メマンチン（メマリー®）10mg，これに加えフェルラ酸含有食品（強）2本でした。
- ▶2カ月半後，家族が非常に喜び，食欲は良好で生き生きし，孫に数学を教えるようになったとの報告がありました。顔つきも締まりがあり，人に会うたびに「どうしたの?!」と驚かれるほどだったそうです。ドネペジルを中止したことで改善し始めたものと思われます。
- ▶アルツハイマー型認知症（ATD）にしても，アセチルコリンだけが障害されているわけではありません。にもかかわらず化合物（ドネペジル）でア

セチルコリンだけを賦活すると，いわば人としてのバランスを崩すことがあります。筆者の計算では，ドネペジル単独処方でうまく認知症症状が改善するのは認知症患者の22%しかいないと思われます。すなわち，認知症患者の中で，アセチルコリンが不足している患者60%，ATDで抑制系薬剤の併用が不要だった患者59%，これに改善率63%をかけた数字が22%なのです。

ドネペジル中止のポイント

▶筆者は，5,000人以上の患者にドネペジルを処方してきましたが，ATDの場合，家族が改善を認めたケースと改訂長谷川式スケール（HDS-R）が2点以上上昇したケースを合わせても最大63%です。改善の程度はおおむね，軽度改善40%，中等度改善20%，著効3%といったところでした。これらは患者の家族に評価してもらったものですが，「少し改善」「かなり改善」「ものすごく改善」で表現してもらった結果です。残念ながら軽度改善だと，家族以外のほかの人は改善に気づかない程度です。

▶筆者がかつて「認知症ブログ」で改善例として紹介した症例は中等度以上の改善例ですから，ドネペジルだけではなかなか驚くような改善に遭遇する確率は低いといえます。しかも各患者の最高潮の時点を評価しているため，1年後には改善した痕跡が残っていないのです。そこで，ドネペジルと併用可能なメマリー®を追加したらどうなるのか，ドネペジルをガランタミン（レミニール®）かリバスタッチ®パッチに切り替えたらどうなるのかというデータも蓄積中です。

▶現在の筆者の印象では，リバスタッチ®パッチの効果はドネペジルを凌駕していると結論づけられます。しかもATD以外の患者にも安全で有用です。レミニール®とメマリー®は，残念ながら副作用に注意しながら慎重に処方して，その良さを引き出すという高度な処方術が必要だとわかりました。

▶レミニール®の嘔吐，メマリー®の傾眠は軽く考えてよい副作用ではありません。その点ではドネペジルのほうが使いやすかったといえます。ATDへの第一選択はリバスタッチ®パッチでよいと思いますが，第二選択は患者個人によって異なると言うしかない状況です。患者が間違いなくATDならドネペジルで治療をスタートしてもかまいませんが，8mgまで増量して目に見える改善がなければ，10mgまで増やす価値はありません。

▶超高齢社会において，「薬のやめどき」をテーマにした話題が増えつつあ

ります。欧米では早くから認知症の進行には抗認知症薬を中止しようという動きがありました。わが国では、これほどクールに医療費節約を求めようという動きにはなりませんが、筆者はレミニール®なら「低用量維持」もある程度メリットはあると感じています。つまり中止論と継続論の中道です。この考えは、「ある程度高用量でないと効かない（効くはずがない）」と主張するエビデンス主義の研究者には理解しがたい感覚であろうと思います。ただ、患者が不調なときは、ドネペジル中止でよくなることは数多く経験します。

▶日本人の心理文化には、「後悔したくない」という信仰のような心情もあり、保険薬をゼロにするというのは、なかなか難しいのだろうと思います。これからどうしようと迷ったら、ドネペジルなら中止，レミニール®なら低用量維持でよいと思います。ドネペジルは切れ味のよい薬ですが，短期決戦型です。

メソッドに基づく処方

リバスタッチ®パッチ　9mg
メマリー®　10mg
【フェルラ酸含有食品（強）　2本】

金言　▶ドネペジルは8mgが効果判定のボーダーライン

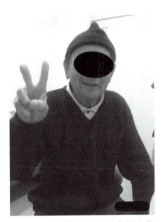

2カ月半後の様子。見違えるように明るく活発，知的になった。

Ⅱ　改善症例集 ● アルツハイマー型認知症

コラム
Column

ドネペジルの副作用

▶ドネペジルは患者個々に適量を処方しないと易怒を起こします。筆者の経験（ATD患者700例）では，ドネペジルの平均維持量は3.6mgで，なおかつ易怒を抑えるために41％にチアプリド（グラマリール®）の併用が必要でした*。

▶2017年には心室性期外収縮の副作用が報告され，医師向けに周知されるよう通達されました。循環器内科医の間では，ドネペジルの脈への影響はよく知られています。

*ドネペジルの副作用の出方や筆者が処方しているドネペジルの少量投与とはどのような用量であるのかは，拙著『認知症の薬物療法　改訂版―コウノメソッド処方テクニック（認知症ハンドブック②）』（フジメディカル出版，2018）で詳細に解説している。

CASE 9 脳梗塞に隠されたアルツハイマー型認知症にドネペジルが奏効した例

73歳,女性。
HDS-R 0点。
脳梗塞発症前までは健常でしたが,後遺症により左片麻痺があります。また,強い傾眠傾向がみられます。
前医には認知症という認識がなく,傾眠を治そうとする試みもされていませんでした。

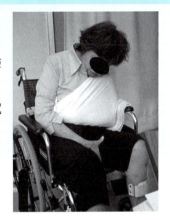

アルツハイマー型認知症の前駆状態を見抜く

▶アルツハイマー型認知症(ATD)の潜伏期間は20年にわたるといわれています。その潜伏期間中にたまたま脳血管障害を起こす患者は少なからずいます。つまり多くの高齢者が発病前駆状態の健常人として過ごしているのです。大脳に強い病的刺激を受けたとき,潜伏中のアルツハイマー病変が黙っているでしょうか。老人斑は神経毒を産生するといわれており,その患者の老人斑が,ATDを発病させないまでもせん妄や異常行動を一時的にでも引き起こすことは否定できません。ATDにおける血管因子と呼ばれるものは,単独では脳血管性認知症(VD)を起こしませんが,ATDの病態を悪化させ認知機能の低下を早めるといわれています。その認識で本例をみてみましょう。

▶脳梗塞で左片麻痺の患者が,なぜATDなのかと疑問に思われるかもしれません。しかも本例は,脳梗塞発症前は子どもの弁当を毎朝つくるほど健康だったのです。

▶CT画像(図1)を見ると右頭頂部に梗塞があり,左片麻痺の説明はつきましたが,なぜ傾眠が強いのかを考えたときに,CT画像での頭頂葉の脳溝は太すぎると感じました。変性性認知症(ATD,レビー小体型認知症[DLB],前頭側頭葉変性症)は原則として,脳が萎縮して神経伝達物質が20歳頃の20%程度に低下してきたときに発病します。本例もATD発病前駆状態だったとすると,VDの第一選択であるニセルゴリン(サアミオ

II 改善症例集 ● アルツハイマー型認知症

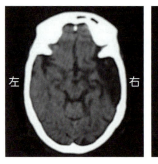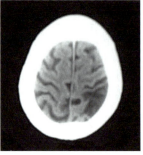

図1　CT画像
頭頂葉の萎縮が強すぎる（脳溝が太すぎる）。

ン®）よりもドネペジルを用いたほうが覚醒するのではないかと推測しました。

▶この考えに基づいてドネペジルを投与したところ起死回生とばかりに症状が改善し，デイサービスでは歌詞の暗記が大得意で，脳梗塞発病前より元気だといわれました。発病前より元気とはどういうことでしょうか。普通に見えても，実はもともとATDのごく初期でうつ状態だったのかもしれません。つまり本例はATD＋脳梗塞後遺症であって，VDでもなければ混合型認知症でもないと考えられます（図2）。

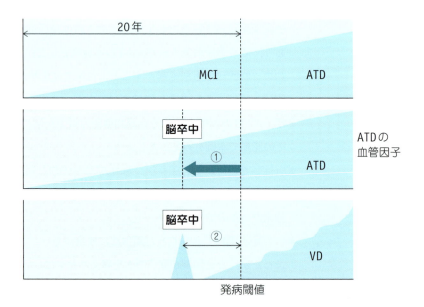

図2　認知症の発病形式と治療開始時期（＝発病閾値）
①ATDの症状発現が早まってしまう。
②半年以内に認知症症状が出てきたらVDの可能性が高い。
MCI：軽度認知障害，ATD：アルツハイマー型認知症，VD：脳血管性認知症

▶現在なら，筆者はドネペジルでなくリバスチグミン（リバスタッチ®パッチ）を選んだかもしれません．歩行を改善させるからです．また，ドネペジルはドパミン阻害作用があるため，仮に患者がDLBであったら適さない可能性がありました．

メソッドに基づく処方

ドネペジル　5mg
もしくはリバスタッチ®パッチ　9mg

金言 ▶潜伏期間の大脳病変の発病が脳血管障害によって早まった可能性を，画像から読んで処方する

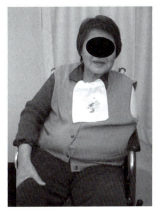

脳梗塞発病以前より活発になり，歌詞を暗記して歌うようになった．

Ⅱ　改善症例集 ● アルツハイマー型認知症

コラム
Column　危険をはらむドネペジルの高用量処方

▶アルツハイマー型認知症（ATD）やレビー小体型認知症（DLB）と一口に言っても，患者のバリエーションは非常に幅広いです。秋山治彦先生が「ATDとDLBの病理学的な線引きは難しい」と言っておられるように，限りなくATDに近いDLBはドネペジル10mgを飲むことは可能でしょう。

▶ただし，そういう患者を例に出して，「DLBにはドネペジル10mgがよい」とするのは，危険な処方指導だと思います。少なくとも典型的なDLB（パーキンソニズムが中等度以上，妄想・幻覚がかなり強く，薬剤過敏性がある患者）にドネペジルを5mg以上処方するという選択肢はありえません。

▶パーキンソン病寄りのDLBこそが典型的なDLBであって，ドネペジルは少量でないと危険であると考えるほうが正解に近いと思います。仮にドネペジル5mgを服用していてもATDはやがてレビー化します。老人斑がレビー小体に封入されると考えられるからです。近年は日本老年精神医学会や医学雑誌でも「DLB化」などと発言する研究者が急増しています。「レビー化」は筆者の造語です。

▶ATDにドネペジル10mgとか，今後日本でも発売されると考えられる23mgを飲ませたら，ドパミン天秤を早期に崩し，レビー化の時期が早まるのではないかと推測します。つまり必要以上のドネペジルをATDに処方することは，患者を早期に寝たきりにさせることにつながりかねないのです。

▶ドネペジルで患者が改善したら，いったんその用量で維持するのがよいでしょう。「治ったらその用量を維持する」のはコウノメソッドの基本です。院内処方の医師はドネペジル10mg錠は採用せずに，5mg錠×2で微調整したほうがよいでしょう。

CASE 10 アルツハイマー型認知症に起きた脳血管性うつ状態が改善した例

73歳，女性。
HDS-R 24点。
アルツハイマー型認知症（ATD）で通院していましたが，診察室に入室した瞬間に表情がいつもと違うことに気づきました。能面のような顔で，調子が悪いと訴えます。

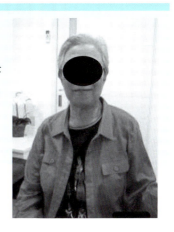

血管因子による悪化には血管因子に働く薬を用いる

▶ATD患者に脳梗塞が起きて認知機能が急激に悪化したり，アパシー（無為）やうつ状態を起こしたりした場合は，使用中のATD中核薬を増やすことより，血管因子に働く薬を優先します。つまり脳血管拡張作用のある興奮系薬剤のニセルゴリン（サアミオン®）と脳梗塞再発予防薬のシロスタゾール（プレタール®）のコンビです。もし血管因子がせん妄を起こしていたら，せん妄は陽性症状ですからサアミオン®でなくハロペリドール（セレネース®）となります。

▶本例は，ちょうどCASE9と逆の処方をして改善しました。CASE9では脳卒中なのにドネペジルが奏効，本例はATDなのにサアミオン®が奏効しました。

▶本例はATDで通院していましたが，診察室に入室した瞬間に表情がいつもと違うことに気づきました。それくらい顔が能面状（アパシー）になっていたのです。ATDは基本的には急激に変化する疾患ではありません。いつも明るかった本例が「だめだ，だめだ」と言います。

▶さっそくCT撮影を行ったところ，左視床に梗塞の発生を確認しました（図1）。本例はうつ状態とアパシーの中間くらいの様子でした。「脳血管性うつ状態」という言葉は内科系の医師がつくったようですが，本例の場合，「脳血管性アパシー」といってもいいかもしれません。少し悲哀感はありますが，呆然としている感じもあるのです。その違いは次の

Ⅱ　改善症例集　●　アルツハイマー型認知症

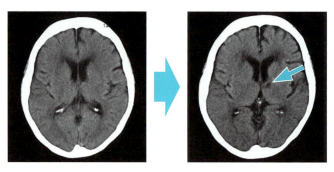

図1　CT画像
左視床に梗塞の発生が確認できる。

CASE11で解説しますが，「うつ状態」という言葉を使うと抗うつ薬を処方してしまう医師がいるため，よくないのかもしれません。本例のベースは認知症なのですから，やはりコウノメソッドの基本である「抗うつ薬を第一選択にしない」を守るべきです。陰性症状対策は，血管系にはサアミオン®，変性系にはアマンタジン（シンメトレル®）の鉄則が間違いないのです（図2）。

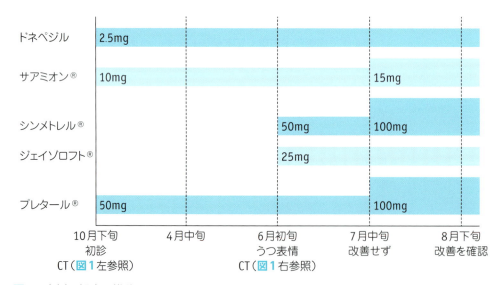

図2　本例の処方の推移

| メソッドに基づく処方 | サアミオン®　10mg → 15mg
プレタール®　50mg → 100mg |

46

CASE 10 ● アルツハイマー型認知症に起きた脳血管性うつ状態が改善した例

 ▶病状を悪化させたものが，虚血性か変性性かを見きわめて薬を選ぶ必要がある

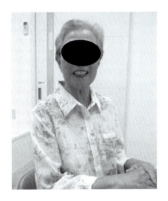

Column 春という季節と認知症の傾眠について

▶春は健常人でも眠気を感じる季節です。先日も2日続けて自動車の衝突事故を目撃しました。どちらも加害者は中年女性でした。木の芽時は認知症が非常に悪化することが多い季節です。患者が「眠い」と訴えたら表1のような理由を考えて下さい。

▶レビー小体型認知症（DLB）やレビー・ピック複合（LPC）は傾眠を起こす疾患です。傾眠があったらDLBだと気づいて下さい。ピック病やアルツハイマー型認知症が眠くなるはずがないのです。覚えておいてほしいことは，メマンチン（メマリー®）とガランタミン（レミニール®）は非常に強い眠気が生じることがあるという点です。「気絶するくらい眠くなる」そうです。その結果，転倒・骨折という最悪の事態につながりかねません。春は交通事故が多いだけでなく，整形外科も忙しくなる季節です。行楽には最適な季節ですが，医学的には魔物が棲む季節なのです。交感神経が夏型に交代する時期だからです。

表1　患者が「眠い」と訴える・傾眠である原因

頻度	原因
1	傾眠を起こす疾患だから（DLB，LPC）　**シチコリン注射を実施**
2	抑制系薬剤が過剰
3	中核薬の副作用 （①メマリー®，②レミニール®，③リバスタッチ®パッチ）
4	昼夜逆転　**睡眠薬を投与**
5	春だから
緊急事態：食事量が減っているとき	

DLB：レビー小体型認知症，LPC：Lewy-Pick complex（レビー・ピック複合：レビー小体型認知症＋前頭側頭葉変性症）

CASE 11 アマンタジンとシチコリン注射で改善したアパシーの例

86歳，女性。
HDS-R 11.5点。
アルツハイマー型認知症
呆然として，びっくり眼に近いアパシーの典型的な表情がみられ，歩行ができなくなっていました。

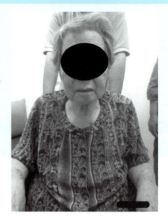

うつとアパシーを見誤らない

▶アパシー（無為）は，いかなる認知症病型でもある程度進行するとかなりの頻度でみられるものです。陰性症状ですから興奮系薬剤を使うのですが，中にはシチコリン注射で覚醒させることが有用な場合もあります。コウノメソッドでは，レビー小体型認知症（DLB）の傾眠にシチコリン注射を多用しますが，後期高齢者となるとアルツハイマー型認知症（ATD）でもシチコリン注射は有用になります。

▶本例は高齢のATDであり，簡単にアパシーになりえます。アパシーは神経内科の用語で，うつとは違います。その表情をよく観察すると，悲哀感はなく呆然としているだけです。アパシーはコウノメソッドでいう陰性症状の最たるもので，興奮系あるいは覚醒系薬剤で容易に改善します。

▶本例では，アマンタジン（シンメトレル®）投与とシチコリン注射を行い，予想通り表情も戻り，歩行も可能になりました。推察するに一部の精神科医には，アパシーに対しても抗うつ薬を処方する傾向があるようですが，もし本例に抗うつ薬が投与されていたら，間違いなく寝たきりになったでしょう。アパシーのときにどのような処方をするかで，生命予後は完全にわかれるといえます。アパシーの期間は食事が摂れなくなる最大の危機ですから，処方の間違いは許されません。

▶うつ状態もアパシーも陰性症状ですが，仮に鑑別できなくてもコウノメソッドの鉄則「抗うつ薬を第一選択にしない」を守れば，興奮系薬剤で治

るため，セルトラリン（ジェイゾロフト®）は使用せずに済みます。本例がDLBであればジェイゾロフト®が必要になるかもしれませんが，ATDのアパシーなので，興奮系薬剤で容易に治せます。ATDの治療に比べ，DLBや前頭側頭葉変性症（FTLD）の治療は難しいです。

陰性症状の鑑別

▶図1に陰性症状の4病態（アパシー，脳血管性うつ状態，うつ状態，意識障害）を掲げました。それぞれの第一選択薬は，シンメトレル®，ニセルゴリン（サアミオン®），ジェイゾロフト®，シチコリン注射となります。

▶DLBの陰証患者は，アパシーとうつ状態の区別が非常に微妙になります。DLB患者が食事を摂れなくなったときに一番大事なことは，ドネペジルをやめることです。歯車現象（歯車様筋固縮）が比較的強いならレボドパ・カルビドパ（メネシット®）を併用すると効果的です。他の認知症と異なりジェイゾロフト®が奏効することが多いですが，合わなければすぐに半錠にするか，選択的セロトニン再取り込み阻害薬（SSRI）は撤退しましょう。

アルツハイマー型とレビー小体型を容易に鑑別する方法

▶ATDとDLBの鑑別方法についても述べておきましょう。先入観やCT画像所見に惑わされることなく，レビースコアをきちんとつけて下さい。スコアが4点以上ならDLBと診断できます。その後はその患者にレビー

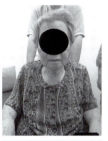 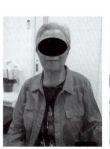 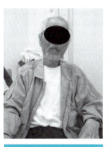 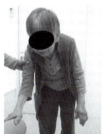

原疾患	アルツハイマー型	アルツハイマー型	レビー小体型	レビー小体型
病態	アパシー	脳血管性うつ状態	うつ状態	意識障害
奏効した処方	シンメトレル®	サアミオン®	ジェイゾロフト® メネシット® ドネペジルを中止	シチコリン注射
サプリメント		フェルラ酸含有食品		

図1　陰性症状の鑑別と処方

セット（リバスチグミン［リバスタッチ®パッチ］，メネシット®，抑肝散のうち必要なものだけ）を処方すれば，2週間以内にほとんどの症例は改善します。コウノメソッドは，それほどシステム化された処方設計図なので，非常に理解しやすくなっています。

メソッドに基づく処方

ドネペジル　5mg継続

サアミオン®　5mg継続

シンメトレル®　100mg追加

ラメルテオン（ロゼレム®）　8mg開始

シチコリン注射　1,000mg適宜（2〜8回／月）

金言 ▶アパシーは興奮系薬剤で容易に改善できる

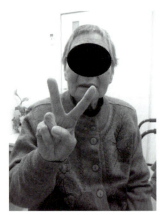

3カ月半後の様子。正気に戻った目つきで，歩けるようになった。

Column

うつ状態とアパシー

▶筆者の印象では，同じ患者でも，精神科医はうつ，神経内科医はアパシーと判定しやすい傾向があるものと思います。しかし高齢の認知症患者では，まさにこれらの"混合型"が多いと言わざるをえません。

▶脳卒中の場合も，小林[1]は脳卒中患者の12％がうつ状態，21％がアパシー，その混合が24％としています。「脳血管性うつ状態」という言葉が有名ですが，筆者が提唱しているように，「脳血管性アパシー」もそれより多いことがわかります。サプリメントのCDPコリンは，どちらか鑑別する必要はなく，どちらにも奏効します。

▶研究者にとっては，この2病態を鑑別し重症度を定量化しないと，薬剤効果判定を客観的に行えないため，一般に，うつ状態はICD-10[2]「重度～中等度～軽症うつ病エピソード」の診断基準を満たす者，アパシーはやる気スコア（apathy scale）[3]で高得点（16点以上）の者，とする尺度がよく用いられます[4]。

● 文 献

1) 小林祥泰：脳卒中後のアパシー．今日の精神疾患治療指針．第2版（樋口輝彦，他編）．医学書院，2016，p.434-437.
2) 融 道男，他監訳：ICD-10 精神および行動の障害—臨床記述と診断ガイドライン．新訂版．医学書院，2005.
3) 岡田和悟，小林祥泰，青木 耕，他：やる気スコアを用いた脳卒中後の意欲低下の評価．脳卒中 20：318-323，1998.
4) 日本脳ドック学会：脳ドックのガイドライン2014．［http://jbds.jp/doc/guideline2014.pdf］

II 改善症例集 ● アルツハイマー型認知症

CASE 12 抗うつ薬の中止とフェルラ酸含有食品が回復に寄与した例

78歳，男性。
HDS-R 9点（74歳初診時），ピックスコア 5点，レビースコア 6.5点。
SSRI（フルボキサミン［デプロメール®］）による認知機能低下と，原因不明の脳室拡大（タップテスト無効）がありました。

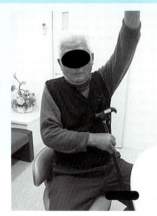

意味のない投薬は中止を

▶筆者の経験的に，うつ状態でない認知症患者に抗うつ薬を投与すると，歩けなくなります。ですから，肥満，無表情，杖歩行でやってきた本例（初診時74歳）に前医がデプロメール®を処方した理由がわかりませんでした。おそらくアパシーをうつ病と誤診したものと推測しました。コウノメソッドでは，アパシーへの抗うつ薬投与は禁止です。

▶前の年に脳神経外科でタップテストを2回行ったものの反応がなく，「正常圧水頭症（NPH）ではないようですね」と結論づけられたそうです。確かに脳室は大きすぎるし，海馬は萎縮しすぎています（図1）。いずれにしてもNPHだけで改訂長谷川式スケール（HDS-R）は9点までは落ちないだろうと思い，認知症の主たる責任疾患はアルツハイマー型認知症だろうと思いました。幻視も妄想もあるのですが，レビー小体型認知症である根拠はありません。

▶猛烈な怒り方をみせ，歩行障害があり，上写真のように左手で右肩をたたけないという語義失語がある——となると，筆者は最初，進行性核上性麻痺だと思いました。歩行障害系にはリバスチグミン（リバスタッチ®パッチ），そして易怒にはクロルプロマジン（ウインタミン®）少量としました。またHDS-R 9点からの厳しい療養ですから，初日からフェルラ酸含有食品（弱）を併用することを推奨しました。そうでないと，本例はこのあと寝たきりへ一直線だと思ったからです。もちろんデプロメール®は中

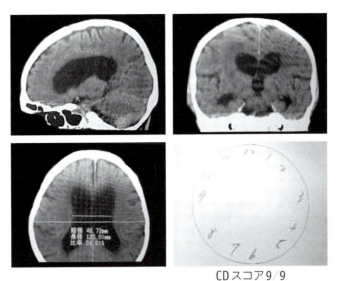

CDスコア9/9

図1 CT画像と時計描画テスト

止です。

▶1カ月後の受診時には，歩行速度が速くなっていました。転倒もしたそうですが，表情が生き生きしています。このときは，デプロメール®の副作用を除去しただけのことと思っていました。

▶しかしその後本例は，どんどん元気になっていき，安定した毎日を送れるようになりました。HDS-Rは19点。いまだ認知症ではありますが，易怒もなく素直で，本例の妻も「何も問題ないです」と言います。

▶途中でガランタミン（レミニール®）に切り替えたり，処方のマイナーチェンジをしたりしたものの，フェルラ酸含有食品は増やすことも減らすこともなく，その後4年近く摂取しています。よく言われることは，介護施設では，フェルラ酸含有食品を摂取している利用者とそうでない利用者を比較すると，4〜5年で認知機能に大きな差がつくということです。フェルラ酸含有食品は即効性もありながら，長期療養での利用にも適していると思われます。

▶何となくSSRIを処方する医師の"くせ"は，罪深いことだと筆者は思います。うつ病患者にはセロトニンを補わなければ元気にならないという理論は，高齢者においては必ずしも当てはまらない誇大な話だととらえてほしいと思います。

Ⅱ 改善症例集 ● アルツハイマー型認知症

メソッドに基づく処方

デプロメール® 中止
【フェルラ酸含有食品（弱） 長期摂取】

金言 ▶アパシーに抗うつ薬は投与しない

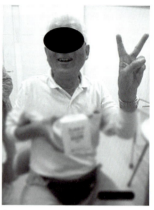

初診から4年後の様子。快活で易怒もなく，杖も不要になった。ほぼ自律した生活ができている。

CASE 13 シチコリン注射とリバスチグミンで改善した混合型認知症の例

79歳，男性。
初診時は猫背でうつろな目をしていました。
HDS-R 10点（遅延再生0/6，数字関係1/4）で腑に落ちないパターンでした。
尿失禁，幻覚があります。歯車現象（歯車様筋固縮）が少しだけみられました（これも腑に落ちないことでした）。

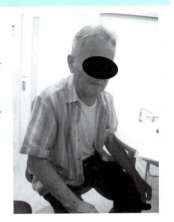

シチコリン 1,000 mg 注射が著効

▶初診時の腑に落ちない感触から，脳梗塞があるのだろうと感じました。このような場合，筆者は「混合型認知症」を疑ってCTを撮ります（図1）。

▶アルツハイマー型認知症（ATD）＋脳血管性認知症（VD）のことを混合型認知症といいます。しかし日本では，レビー小体型認知症（DLB）や前頭側頭葉変性症（FTLD）が近年多くなったという病理報告が行われ，また筆者の外来でもかなり頻度が高いため，これら一次変性性認知症のいずれかとVDの合併症例をすべて混合型認知症と総称するのは，治療法が異なる以上，避けるべきと考えます。

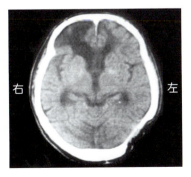

図1　CT画像
右前頭葉梗塞（妄想多発領域），左後頭葉脳挫傷後の手術痕がみられる。

▶ したがって「古典的混合型認知症」といえばATD＋VDのことであり，DLB＋VDは「レビーミックス」，FTLD＋VDは「ピックミックス」と言いわけるようにすべきと考えます。いずれも脳虚血が意識レベルを動揺させることが多く，シチコリン注射が適応となる症例が少なくありません。

▶ 本例は，海馬萎縮2＋で，コウノメソッドのATDの診断基準をクリアしています（図2）。VDを説明できる規模の梗塞もありました。虚血部位は，DLBでなくても幻覚が起きる場所（前頭葉）でした。老老介護で，付き添ってきた妻もふらふらしていました。「家族のサポートが得づらく，今後の通院は難しい」とのことで，今後筆者が診察できないなら，間違いなく改善できる処方箋に代わるものが必要と思い，フェルラ酸含有食品（強・粒タイプ）を推奨して帰宅させました。

> 改訂長谷川式スケール（HDS-R）で遅延再生が0／6であることから，最終的にはやはりATD＋VDと考える（せん妄の出現はVDによるものと推測される）。DLB患者が遅延再生で0／6になることはほとんどない。

▶ 2カ月半後，タクシーで再診しました。フェルラ酸含有食品（強・粒タイプ）でよくならないし，風呂の中で寝る，食事中も寝てしまうので食事に2〜3時間かかる，夜間に外へ出てしまう，独語があるとの訴えがありました。筆者は妻に「それはせん妄です。シチコリン注射を月に3回すれば治ります」と説明しました。せん妄が強く生じたことで，本例は古典的混合型認知症ではなくレビーミックスかもしれないと思いました*。すぐに治療し

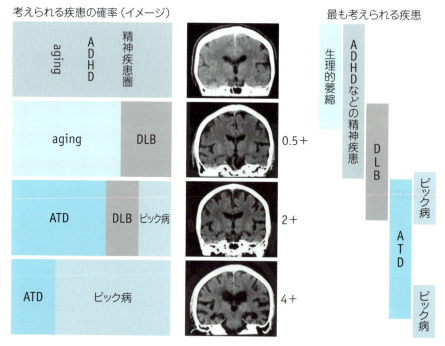

図2　海馬の萎縮度・病型別萎縮度
DLB：レビー小体型認知症，ATD：アルツハイマー型認知症，ADHD：注意欠如・多動性障害

ないと患者の生命予後は悪くなります。そこで，リバスチグミン（リバスタッチ®パッチ）4.5mg，クロルプロマジン（ウインタミン®）4mg（夕）を処方しました。
▶ また，月に3回シチコリン注射1,000mgを打ってくれる近医が見つかりました。
▶ そして3回目の当院受診時には，すっかり改善していました。背筋も伸び別人のようです。妻は「穏やかだし，よくしゃべってくれる，言うことはない」と喜んでいました。
▶ この後，ウインタミン®4mg継続，リバスタッチ®パッチは9mgに変更し，これに伴ってハイテンションとなることを想定してラメルテオン（ロゼレム®）8mg，抑肝散5gを追加しました。シチコリン注射の頻度は月2回としてよいと伝えました。

メソッドに基づく処方

● せん妄出現時
シチコリン注射　1,000mg（3回／月）
リバスタッチ®パッチ　4.5mg
ウインタミン®　4mg（夕）
【フェルラ酸含有食品（強・粒タイプ）】

● せん妄改善後
シチコリン注射　1,000mg（2回／月）
リバスタッチ®パッチ　9mg
ウインタミン®　4mg継続
ロゼレム®　8mg
抑肝散　5g
【フェルラ酸含有食品（強・粒タイプ）】

金言
▶ 意識障害はシチコリン注射で速やかに治療すること

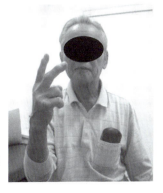

3カ月後の様子。姿勢がよくなりよく話すようになった。

CASE 14 リバスチグミンとフェルラ酸含有食品で栄養障害が改善された混合型認知症の例

70歳，女性。
HDS-R 19.5点。
脳血管性認知症優位の混合型認知症
左上腕骨骨折後，口が開けなくなり，誤嚥が始まり改善せず，衰弱した状態でした。

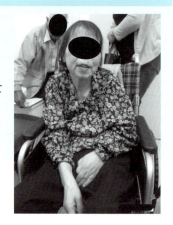

フェルラ酸含有食品（強）により食欲が急速に改善

▶年齢のわりに老けて見える女性でした。それだけ身体が弱っていたのです。当初，興奮系薬剤のアマンタジン（シンメトレル®）を投与したのですが，今度はおとなしく車いすに座っていられない状態（焦燥）が出現しました。ガランタミン（レミニール®）が秘める興奮性も気になったので，リバスチグミン（リバスタッチ®パッチ）に変更しました。

▶翌月に入り，予定より1カ月ほど早く受診した患者・家族は，「もう在宅介護できないから緊急入院させてほしい」と訴えました。心臓，肺に異常はなく，過去の左上腕部の骨折が偽関節化していました（近所の整形外科医を受診し経過観察とされていました）。

▶血清ナトリウムは124mEq/Lまで低下し，生命維持すら悲観的になる数値でした。療養型の病院を紹介し，フェルラ酸含有食品（強）×3本の摂取を強く勧めました。入院によって保険薬が切られる恐れがありましたし，フェルラ酸含有食品を摂取すれば7割以上の確率で起死回生のごとく改善すると考えたからです。筆者はこのサプリメントで1,000人以上の改善を経験していました。

▶その1カ月後，入院したはずの本例が再来院しました。いったん入院を了解されたものの断られたそうです。普通は，家族もそこで心が折れるところだったでしょうが，本例は"いい顔つき"をしていました。家族は「入院を断られましたが，これなら自宅で看られます」と言い，その顔からは

当初の必死の形相が消えていました。フェルラ酸含有食品（強）によって食事も摂れるようになり，目つきもしっかりしたのです。

▶アルツハイマー型認知症の中核薬が4成分あるからといって，栄養障害・せん妄・内科合併症が発生している状況では認知症患者を元気にすることは不可能です。むしろ，レミニール®やドネペジル自体が食欲を失わせることはよく経験します。

▶保険薬のみで行き詰まったときには，フェルラ酸含有食品を試みる価値があります（図1）。覚醒度・嚥下・認知機能・気力を7割以上の確率で早期に改善させるという事実が多くの医師によって確認されています。日本では食品（サプリメント）扱いになっていますが，韓国では医薬品として扱われており，コウノメソッドによる認知症治療には欠かせないということを認識して頂きたいと思います。

▶認知症は未開拓の分野です。患者・家族は自ら診断し，治療するくらいの覚悟をもたなければなりません。また，患者急増の今，医師が治せない・治そうと思わないのも許されません。

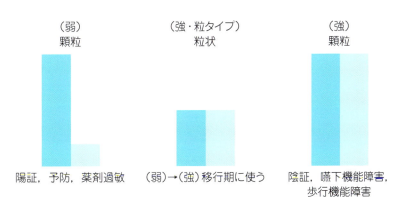

図1　フェルラ酸含有食品の配合比

メソッドに基づく処方

リバスタッチ®パッチ　9mg
クロピドグレル（プラビックス®）　75mg
【フェルラ酸含有食品（強）　3本】

Ⅱ 改善症例集 ● アルツハイマー型認知症

 ▶フェルラ酸含有食品が著効する例は確実に存在する

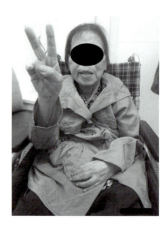

CASE 15 超高齢者の食欲不振にスルピリド 50mg が著効した例

92歳，女性。
HDS-R 14点。
混合型認知症（アルツハイマー型認知症＋脳血管性認知症）
8年以上通院している超高齢者で，膝痛があり車いすを利用しています。
ある日，「まったくお腹が空かない」と突然食事を摂らなくなったそうです。

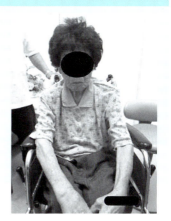

「食欲セット」の高い改善率

- コウノメソッドには食欲セット（スルピリド［ドグマチール®］50mg（30日以内）＋ポラプレジンク［プロマック®D］75～150mg）と呼ぶ食欲改善のための処方セットがあります。本例は舌苔は正常で味覚はあるということなので，スルピリドのみを処方しました。

- 本例にはかつて本態性振戦がみられたのですが，肘の歯車現象（歯車様筋固縮）を確認したところ，筋固縮はまったくなかったので，例外的に84日連続内服を指示しました。途中，フルスルチアミン（アリナミン®F）注射は行いましたが，シチコリン注射は行っていません。経腸栄養剤（ラコール®）は14袋処方しました。

- その結果，体重が増えてふっくらと若返りました。普通だったら「92歳だから老衰でしょう」と片づけられるところでした。前回受診時の写真と見比べてみて，筆者も驚きました。スルピリドは，容易に薬剤性パーキンソニズムを起こす怖い薬である一方，軽度うつや食欲には著効を示す必須薬剤です。

- 用量は1日3錠（50mg×3）となっていますが，この通りに処方してはなりません。少量投与でリスクを回避するのです。たとえば本例の場合，振戦の既往があるというだけでスルピリドの使用をあきらめてしまったら，おそらくそのまま亡くなっていたでしょう。当然ながら，改善後は使用を中止しています。

▶ コウノメソッドは，「怖い薬を少量使う」ことで，古くからある安価な薬の価値を再評価し，高齢者医療に生かす工夫をしています。高齢者の医療費が国の財政を圧迫する中，新薬をはじめとした高額な薬剤ばかりを使うことは許されないと筆者は考えます。ちなみにスルピリド50mg（後発品）の薬価は6.3円。本例は530円で"生き返った"のです。

メソッドに基づく処方

スルピリド　50mg（朝）

金言 ▶ 新薬のほうが優れているとは限らない

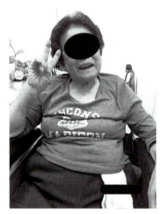

スルピリドの処方から84日後の様子。体重が増えて別人のようになった。

Ⅱ 改善症例集

3 前頭側頭葉変性症

Ⅱ　改善症例集　● 前頭側頭葉変性症

KONO METHOD 3 前頭側頭葉変性症

筆者の友人である大学病院の医師がいわゆる「物忘れ外来」を行っているのですが，研究会の会場で「私の外来では，ピック病を診たことがないですね」と言ったので驚きました。頻度的にそれはありえないことで，彼がピック病を知らないだけだと考えざるをえません。彼はそれをアルツハイマー型認知症（ATD）だと思っているに違いありません。

マンチェスターグループは，進行性失語やピック病を前頭側頭葉変性症（FTLD）に統合しました。筆者も2009年までは意味性認知症（SD）というものをほとんど知りませんでした。故・田邉貴敬先生が「側頭葉ピック病」と呼んでいた患者群のことです。筆者はレビー小体型認知症（DLB）の治療方針をほぼ確定して著書を出した後，FTLDの勉強を集中的に行いました。

田邉先生は「ピック病と言えば側頭葉ピック病（＝SD）が代表」と対談集で発言されており，「そんなはずはない」と筆者は心の中で反発しました。ピック病のイメージとは，万引きし，子どものように自分勝手になるFTD-Pickタイプこそが社会が思い浮かべるものだと思いました。

しかし，FTLD検出セット*を考案し，外来で一斉にこのテストを行ったところ，ATDと思っていた多くの患者が語義失語を示したのです。つまりSDです。

そのような目でCT画像を読影し直すと，ほとんど全員の前頭葉・側頭葉が萎縮していました。「なぜ自分はATDと思ったのだろう」と思いました。かつてはATDを意識しすぎて，側頭葉内側（海馬）と頭頂葉ばかり見ていました。つまり2009年以前の筆者は冒頭の大学病院の医師と同じ「知識がない」状態だったのです。FTLDの診断で大事な部位は，前頭下部（前頭葉眼窩面），側頭葉下部の外側（ナイフの刃様萎縮，図1）なのです。

田邉先生の「ピック病と言えば側頭葉ピック病」との発言は頻度の話だったのでしょう。それなら認めざるをえません。半年後に当院の患者の病型占有率は大きく塗り替えられていました。

一般に認知症の病型占有率はATD50％，脳血管性認知症（VD）20％，DLB7％，FTLD5％などと書かれてある医学書が多いと思いますが，認知症専門クリニックの当院では，最近はATD52.5％，DLB16.4％，前

> FTLD検出セット：「左手で右肩をたたいて下さい」，「利き手はどちらですか」，「『猿も木から落ちる』ということわざの意味は何ですか」，「『弘法も筆の』の続きを言って下さい」の4項目のうち2項目以上答えられない場合，FTLDが確定的であるとした評価法。

| 採点の3要素 | 鋭さ35°以下
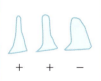
＋　＋　− | 脳溝切れ込み
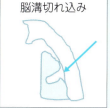 | 頭蓋骨から乖離
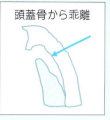 |

鋭さ	○	×	○	×
切れ込み	○	△	×	○○
乖離	×	○	×	×
判定	陽性	陰性	陰性	陰性

図1　「ナイフの刃」判定基準（河野，2012）

古典的ピック病において，肉眼的病理所見として側頭極が先細りした様子を「ナイフの刃」と呼称している。CT，MRIでも観察できるが，ピック病全員がナイフの刃になるわけではなく，また，ATDでも90歳を超えるとナイフの刃に近づくことはある。ピックスコア（表1）の項目にナイフの刃を入れたため，CT上の判定基準を決める必要に迫られた。採点の3要素のうち2項目以上で陽性と判断する。

頭側頭型認知症（FTD）14.4%，VD7.1%，SD-NFT4.1%，その他5.5%となっています。

　SDは臨床診断であり，中にはATD病理の患者も含まれてくるため，SDを認知症病型の統計には入れられないと考えます（この点に関してはいつまでも論議は尽きません）。とはいえ，病型占有率は，あまり意味がないというのが今の筆者の本音です。

　マンチェスターグループの「FTLD分類」という括りを筆者が評価するのは，SDはやがてピック化することが多いからです。ATDとDLBに連続性があるのと同様に，SDとピック病にはそれ以上に密接な連続性があります。語義失語のないピック病患者もいますが，多くのFTLDは語義失語もピック症状ももち合わせています。ですから，ピックセット（クロルプロマジン［ウインタミン®］＋リバスチグミン［リバスタッチ®パッチ］＋フェルラ酸含有食品［弱］）は，どのFTLD患者にも大方マッチします。

　筆者が考案した「ピックスコア」（表1，図1）は，陽性症状の少ないSDも語義失語に対する加重を重くすることでスコアの拾い上げに成功して

Ⅱ　改善症例集 ● 前頭側頭葉変性症

表1　ピックスコア2015

場面	分類	状況	加重	スコア	迷ったときの採点
態度	機嫌	診察拒否傾向，不機嫌，採血を異常に怖がる	1		
	横柄さ	医師の前で腕や足を組む，二度童（子どものようなしぐさ），ガムを噛む	1		
	集中力	なかなか座らない，立ち上がる，座る場所が違う，勝手に出て行く	1		視力が悪いなら0.5
診察	語義失語	FTLD検出セット：①左手で右肩をたたいて，②利き手はどちら？，③「猿も木から落ちる」の意味は？，④「弘法も筆の」の続きは？	2		できるが遅いなら1
	語義失語，反復	知能検査中に「どういう意味？」と聞く。相手の言葉をオウム返しする	2		
	被刺激性亢進	勝手にカルテを触る，口唇傾向（吸引，口鳴らし，鼻歌），人混みで興奮する	2		
	失語	ADLが良好なのにHDS-R 7点以下	1		
問診	反社会的行動	盗癖，盗食，無銭飲食（これら1回の既往のみでも陽性）	1		
	食性行動異常	病的に甘いものが好き，過食，異食，かき込み，性的亢進	1		もともとなら0.5
	衝動性	スイッチが入ったように怒る，急にケロッとする	1		いつも易怒なら0.5
	依存性	シャドーイング（家族の後ろをついてくる），1人にされると逆上する	1		1人を怖がるなら0.5
CT	左右差	大脳萎縮度に明らかな左右差がある（側頭葉や海馬）	1		微妙なら0.5
	前頭側頭葉萎縮	ナイフの刃様萎縮（図1参照）*か，強い前頭葉萎縮	1		微妙なら0.5
合計（4点以上でFTLDの可能性が高い）			16		

＊ナイフの刃判定基準：①鋭さの角度35°以下，②脳溝の切れ込みがある，③頭蓋骨内側から側頭葉が乖離，のうち2項目以上当てはまる場合に陽性と判定する。

※重度の場合は，発病後元気だった頃のことを聞く。重度すぎて採点できない，CT撮影をしていない場合はスコア＋αで表記。

おり，4点以上はほぼFTLDと考えてよいでしょう。コウノメソッドでは，このようにシステム化することで，FTLDをよく知らなくとも自動的にFTLDを検出できるようになりました。

　処方に関して細かいことは言いませんが，1つだけ大事なことを助言するなら，「FTLDにドネペジルを処方するな」ということです。ピック病という，介護者を最も精神的に悩ませる認知症に対して，ドネペジルで

興奮させてしまうことは，介護の世界において最もしてはならない行為です．FTLDにドネペジルを処方するとどうなってしまうのか，ここで紹介する症例を通じてよく学んで頂きたいと思います．

　FTLDを治しやすい理由は，意識障害がないこと，薬剤過敏性がないこと，前頭側頭葉前部以外は障害が少ないことにあります．前頭葉障害によって他部位のいわば暴走を抑えきれない状態に対して，暴走部位をウインタミン®，ジアゼパム（セルシン®）で鎮静化し，リバスタッチ®パッチかフェルラ酸含有食品（弱）で脳活動を調整すれば，集中力が増し，人間的に豊かで社交性のある状態に変わるという信じがたい成果を上げられるでしょう．

　ピック病は強いエネルギーをもっているため，抑制系薬剤の処方だけでも非常に改善したように家族に評価される場合があります．野球でいえば，速球にはバットを軽く当てるだけでホームランにできるというイメージに近いと思います．コウノメソッドによる処方では，ピック病すら知らなくとも1例目から改善を確認することもできます．

前頭側頭葉変性症の姿

　FTLDの中で，陽性症状が強い患者は「ピック病」と呼ばれます．マンチェスターグループのFTLD分類では「FTD-Pickタイプ」と呼ばれます．図2のように医師の前で横柄な態度をとります．

　側頭葉の障害が前面に出てきて，語義失語がみられ，自分の置かれた状況が理解できない患者は「意味性認知症（SD）」と呼ばれます．図3のように「左手で右肩をたたく」という課題ができませんし，改訂長谷川式スケール（HDS-R）実施の最中に何度も後ろにいる家族を振り向いて助けを

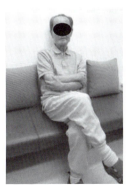 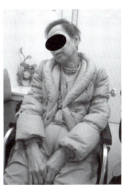 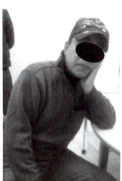 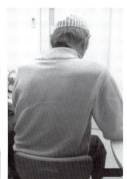

腕組み・足組み　　　不機嫌，非協力的　　　緊張感のなさ　　　相手に正対しない

図2　ピック病の横柄な態度

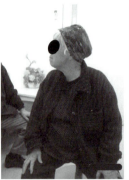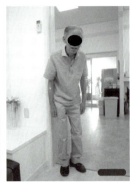

「左手で右肩をたたく」の意味がわからない。　振り向き症状（河野）：すぐに後ろの家族に助けを求める。　座らない（自分の置かれた状況が理解できない）。

図3　前頭側頭葉変性症における語義失語からくる症状

求めようとします。また診察室に入ってもなかなか座りません。自分が何をされるのかという認識がないからです。

　FTLDの症状がますます特徴的になってくると，図4のように子どもっぽくなったり（二度童），大声で叫ぶ（解放症状），他人のものを何でも触ったり眺めたりする（使用行動），食べられないものを口にする・長いものを吸おうとする（口唇傾向），繰り返し手をたたいたり，手や膝をこする（運動常同）といった奇妙な行動がみられるようになります。

　これらの症状がみられたら，ATDである可能性はほとんどありません。ただし，すべての患者が診察室でこのようなFTLD特有の態度を見せてくれるとは限りません。少なくとも興奮系薬剤の処方をする前にはピックスコアを家族から聴取して採点し，4点以上でないか確認して下さい。4点以上なら9割がたFTLDですから，ドネペジル，ニセルゴリン（サアミオン®），アマンタジン（シンメトレル®）は禁止ないし慎重投与扱いとなります。陽性症状の目立たないSDの時期なら少量投与は可能ですが，少しでもピック化（ピック症状［脱抑制・解放症状・反社会的行動］）がみられるなら興奮系薬剤の処方は危険です。

　ピックスコアにはCT所見が2ポイント含まれていますが，画像検査をすぐにできない医家においても，CT所見を除いて4点以上ならピックセット（ウインタミン®＋フェルラ酸含有食品［弱］）を用いれば患者にマッチします。仮に患者がFTLD以外の疾患（たとえば，大脳皮質基底核変性症や進行性核上性麻痺）であっても，ピックスコアとピックセットは経験的に対応するように考案されていますから，ピックセットで患者が大崩れすることはありません。

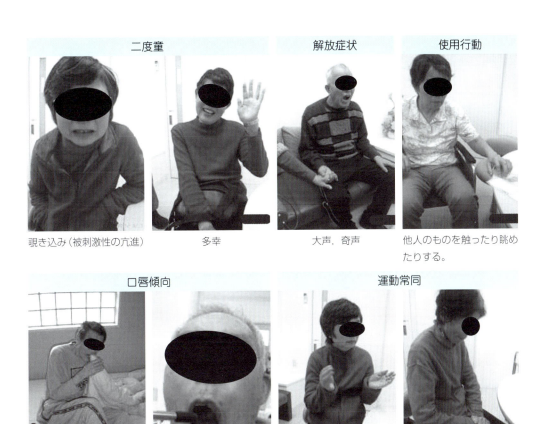

図4 前頭側頭葉変性症，特にピック病に特有の症状

　CT画像でポイントとなるのは，大脳萎縮度に明確な左右差があるか，側頭葉がナイフの刃様萎縮を呈しているか，の2点です。

　マルチスライスでないCTの場合は水平断でしか側頭極を観察できませんので，図1のように，①側頭極の鋭さ，②脳溝の切れ込みの有無，③頭蓋骨からの乖離，の3項目のうち2項目が該当すれば陽性（1点）とします。

　ピックセットについてももう少し触れておきましょう。ウインタミン®（コントミン®）の1日量は，4～75mgで患者の陽性症状の強さに従って加減します。筆者が一番多く処方するのは4mg（朝）＋6mg（夕）です。75mgでも落ちつかない場合は，第二選択のジアゼパム（セルシン®）2mg×1～3錠を併用します。フェルラ酸含有食品は，ピック病には必ず（弱）を，陰証のSDには（強）か（強・粒タイプ）を推奨します。

Ⅱ 改善症例集 ● 前頭側頭葉変性症

CASE 16 クロルプロマジン前投薬で検査に応じるようになった例

70歳代後半，女性。
HDS-R 実施不可（怒り出して中止）。
語義失語を伴うピック病
初診時は，自分がどこにいるのか，何をされるのかわからない様子で，無理に誘導すると暴力をふるう様子がみられました。

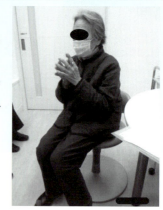

| 前医の処方 | ▶ドネペジルを処方され逆上した既往がある。 |

ウインタミン®で疎通性も機嫌も向上

▶診察拒否，検査拒否をする認知症患者は，多くの場合ピック病です。ピック病の250人に1人ぐらいは，どうしてもCT検査を受けてくれません。それでも検査に応じてくれるようになる処方があります。クロルプロマジン（ウインタミン®）です。当院では，ピック病の患者にはほとんどの場合ピックセット（ウインタミン®＋フェルラ酸含有食品［弱］）で対応しているのですが，本例はフェルラ酸含有食品は摂取していません。それでもウインタミン®だけで疎通性も機嫌もよくなっていったので，ここに紹介しましょう。

▶初診時は，診察拒否というよりも，自分がどこにいるのか，何をされるのかわからない様子で，無理に誘導しようとすると暴力をふるう状態でした。つまり語義失語を伴うピック病ですから，話してわかる状況ではありません。改訂長谷川式スケール（HDS-R）を始めると怒り出してしまい，収拾がつきません。前医がアルツハイマー型認知症（ATD）と誤診してドネペジルを処方したところ逆上したという既往があり，これもピック病を強く疑わせます。

▶筆者はカルテに「今日の検査は見合わせる」と書きました。ただ，脳腫瘍などの可能性を考慮して，他医で難しくても筆者はCTを撮りたいと思いました。周囲の人が刺激しなければそれほど強い陽性症状があるわけではないので，ウインタミン®4mg（朝）＋6mg（夕）を処方し，6週間後に

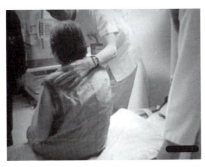 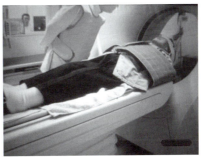

図1 素直にCT検査を受ける患者の様子
少し説得しただけで,静かに横になってくれ,身じろぎせずにうまく撮影できた。

再度受診してもらうことにしました。
▶2回目の外来で,本例はすんなりと検査に応じ,HDS-Rは2.5点でした。これならCTが撮れると思い,誘導すると体動もなくきれいに撮影できたのです(図1)。ちなみに,CT撮影中に動く患者の多くはピック病です。
▶地域包括支援センターの職員によると,「落ちついて過ごすことが多くなった。興奮して不穏なことはあるが,激高する様子はほとんどみられなくなった。家では扉の前で叫んだり,たたいたりすることはあるようだが,隣家の人も事情がわかっているので最近は苦情はなくなった」とのことでした。

クロルプロマジンについて

▶クロルプロマジン(ウインタミン®,コントミン®)はフェノチアジン系の薬剤です。この系列にはクロルプロマジン・プロメタジン・フェノバルビタール配合錠(ベゲタミン®。販売中止),レボメプロマジン(ヒルナミン®,レボトミン®)があり,古典的な統合失調症用の薬です。抗精神病薬の力価は,クロルプロマジンとの比率で表現されるほど基本的な薬です。
▶ウインタミン®は細粒,コントミン®は錠剤で,コントミン®錠には12.5mg・25mg・50mg・100mgの4用量がありますが,当院には最低用量の12.5mg錠しかありません。認知症の中で最強の陽性症状を示すピック病でも,1日最高量は12.5mg錠×6錠(75mg)までとコウノメソッドでは決めています。本例は1日細粒10mgしか服用していないので,いかに処方量が少ないかおわかり頂けると思います。この用量を知らずに「コウノメソッドではクロルプロマジンという強い薬を使わなければならない」と思い込まないで頂きたいと思います。
▶おいしい料理は,調味料の塩梅(あんばい)がよいからうまみが出ます。

塩を入れすぎた料理は台なしになります。抗精神病薬を過剰に処方された患者は、たとえは失礼ですが、素材のよさが失われた料理と同じです。素材とは患者のもともとの人格、秘められた底力です。中核薬を使わず、抑制系薬剤だけでも患者が周囲に感謝したり笑顔を返したりという様子がみられるのは、素材のうまみが引き出された結果なのです。

ピック病に対する抑制系薬剤の選択順位

▶コウノメソッドでは、抑制系薬剤の優先順位を①クロルプロマジン（ウインタミン®，コントミン®），②ハロペリドール（セレネース®），③クエチアピン（セロクエル®），④プロペリシアジン（ニューレプチル®）としています。クロルプロマジンの1日使用量は4～75mgです。ピック病患者への平均使用量は1日25mg，意味性認知症には1日平均10mg程度です。

▶ピック病の6割以上はクロルプロマジンでコントロール可能です。もし75mgでも抑制が足りないときは、ハロペリドールを加えます。初めて投与するときは、1回量を細粒0.3～0.5mgにしておきます。強い眠気を起こすので、介護者にはハロペリドールのほうを加減するよう説明しておきます。1日最大量は6mgです。

▶ハロペリドールが合わない患者は、糖尿病がないことを確認してクエチアピン1日12.5～75mgをクロチアゼパム（リーゼ®）に併用します。

▶以上の3剤で奇異反応（余計に興奮する）が現れた場合は、すべて中止して、一度プロペリシアジンを試みます。非常に強い薬で、寝てしまうので、最初は5mg錠でなく、3mg細粒を1回量とします。1日15mgが最大量です。

▶これでも鎮静が不十分なら、リスペリドン（リスパダール®）を試みましょう。ピック病は基本的にはリスペリドンがマッチしにくいのですが、患者個々ではマッチする場合があります。使用する場合には、毎回の診察で肘の歯車現象（歯車様筋固縮）がないか必ず調べて下さい。

メソッドに基づく処方

ウインタミン®　10mg（4mg［朝］＋6mg［夕］）

CASE 16 ● クロルプロマジン前投薬で検査に応じるようになった例

 ▶介護は薬しだいで格段に楽になる

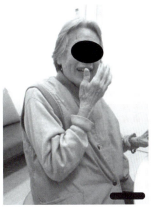

6週間後の様子。笑顔で診察室に入室。勝手に話し続ける様子も消え，HDS-Rは2.5点で，CTを撮ることができた。

Ⅱ-3 前頭側頭葉変性症

73

Ⅱ 改善症例集 ● 前頭側頭葉変性症

CASE 17 ドネペジルが運動常同を引き起こしていたピック病の例

63歳，女性。
ピック病で，精神科病院に2年間医療保護入院ののち，緊急受診されました。
外来初診時にはガリガリに痩せており，とにかく栄養状態を改善する必要がありました。

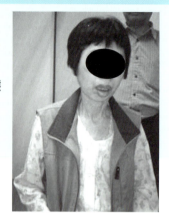

| 前医の処方 | ▶ドネペジル 5mg |

ドネペジルによる運動常同悪化とフェルラ酸含有食品での改善

▶忘れられない症例です。何が忘れられないかというと，ピック病にドネペジルを服用させると運動常同が悪化するという事実を初めて確認した症例であった点，もう一点はフェルラ酸含有食品が「奇跡」と言えるのではないかと思うほどピック病を改善させたという点です。現在に至るまで「認知症の中でピック病が最も改善しやすい」と筆者が断言する根拠となる症例です。

▶本例は，2年間医療保護入院をしていましたが，夫が転院を希望しました。外来初診時には，筆者が研修医時代によく見た神経性食思不振症にそっくりで，ガリガリに痩せていました。とにかくまずは認知症治療病棟に入院させて栄養状態を改善する必要がありました。

▶驚いたことに，本例に処方されていたのは抗精神病薬ではなくドネペジル5mgのみでした。毎日回診しましたが，運動常同が著しく，身体を前後に揺すりながら，お茶を飲みほしたコップの底を箸で突き続けるという状態でした。痩せた理由は，身体が勝手に動いてしまって食事ができないためとわかったのです。ドネペジルは興奮系薬剤なので，すぐに中止しました。また，夫にフェルラ酸含有食品（強）1本の摂取を提案しました。

▶陽性症状のピック病にフェルラ酸含有食品の（強）は現在は推奨しませんが，当時は（強）しかありませんでした。2週間後，看護師が「患者さんが

▶その後はするすると話すようになり，内容も高度になっていきました。教師だったというのでその話題を出すと「小学校も中学校も経験しています」と話し出しました。運動常同はなくなり，落ちついて食べられるようになったため，体重も増えていきました（図1）。

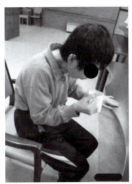
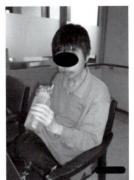

体を揺すってお茶も飲めない状態。転院当初しばらくは運動常同が続いていた。ドネペジル中止で常同は消失。

フェルラ酸含有食品（強）使用後はこちらを見るようになり，会話を取り戻していった。

図1　ピック病の回復

フェルラ酸含有食品を推奨した理由

▶筆者が本例にフェルラ酸含有食品を推奨した理由は，嚥下機能を改善することと，末期の54歳のアルツハイマー型認知症（ATD）患者の胃瘻からフェルラ酸含有食品を注入したときに，とんかつまで食べられるようになったという経験をしていたからです。

▶そのときの症例も本例も若く，家族の思いが非常に強いという共通点がある中で，何としてでも治さなければならないと思った結果のフェルラ酸含有食品推奨でした。英語の歌も歌うようになった本例は，夫が自宅へ引き取り，その後も外来で様子をみていましたが，夫が留守にすると非常に怒るなどのピック症状が残っており，間違いなくピック病ではあるのです。一方，デイサービス先から1泊旅行に出掛け，自らていねいに歯磨きをするなど，楽しむこともできました。

▶病棟で改善して以来，運動常同は少なくとも3年間再発せず，ようやく筆

者はドネペジルがピック病の運動常同を悪化させていたことに気づきました。ATDだと思ってドネペジルを処方したときに逆上する患者は，興奮性のATDなのではなく，そもそもピック病であることが多いのです。ドネペジルで歩行障害が出る患者がレビー小体型認知症であることとも考え併せると，ドネペジルは治療薬というより，病型診断に役立つリトマス紙であり，また前頭葉ストレッサーであるということがよくわかりました。

▶ 現在使用できる中核薬4成分の中で最も興奮性が少ないリバスチグミン（リバスタッチ®パッチ）だけが，ピック病に推奨可能な保険薬であり，副作用を心配するならフェルラ酸含有食品（弱）が第一選択となります。

ドネペジルのやめどき

▶ ドネペジルのやめどきについてもまとめておきましょう。非常に陽性症状が強い場合は，ドネペジルをすぐに全廃し，抑制系薬剤で穏やかになるよう調整します。患者がピック病でなくATDであるなら，ドネペジル開始時（3mg）に何かメリットはあったかを家族に聞き，「最初はいい感じで，だんだん凶暴になってきた」といったことであれば，ドネペジル細粒1.67mg程度の再開は「あり」でしょう。

▶ ドネペジルの使用を開始して3年以上経過しているなら，ガランタミン（レミニール®）2mg×2（開始規定量の1/2）で再開するのがよいと思います。

▶ 過去にドネペジルで好調だった患者でも，原因不明の食欲低下がある場合は，いったん休薬し，1週間後に1/2量で再開するのがよいでしょう。食欲のない患者にレミニール®はさらに合いません。そもそもコウノメソッドでは，胃を2/3以上切除している患者へのレミニール®投与を推奨していません。ただしレミニール®は最良の中核薬のひとつですから，1回2mgを投与したい患者はたくさんいます。

▶ ドネペジル開始以後，背が曲がった，小刻み歩行，振戦，声が小さくなった場合は一種の薬剤性パーキンソニズムですから，レミニール®かリバスチグミン（リバスタッチ®パッチ）にスイッチしましょう。

| メソッドに基づく処方 | 【フェルラ酸含有食品（強）　1本】 |

CASE 17 ● ドネペジルが運動常同を引き起こしていたピック病の例

▶ドネペジルは前頭葉ストレッサーである

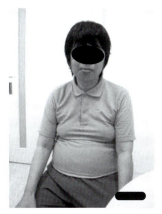
退院後外来での様子。優しい目つきになった。

Ⅱ-3 前頭側頭葉変性症

Ⅱ 改善症例集 ● 前頭側頭葉変性症

CASE 18 ドネペジル中止で翌日から徘徊が消えたピック病の例

68歳，女性。
HDS-R 未施行。
ピック病
認知症疾患医療センターで初診まで数カ月かかり，さらにアルツハイマー型認知症（ATD）との診断で，ドネペジルを処方されていました。結果として，徘徊がひどくなり，警察に保護されました。朝6時からの徘徊に家族は困っていました。

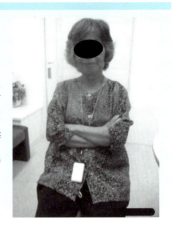

| 前医の処方 | ▶ドネペジル 5mg |

ピック病と診断できれば改善は容易

▶初診では上写真のように不機嫌で易怒性があり，腕を組んだので，すぐにピック病とわかりました。CT画像（図1）でも右側頭葉は高度に萎縮し，萎縮の程度に左右差がありました。右側頭葉は内側（海馬）も外側も萎縮が強くみられます（これを「OKサイン」と呼んでいます）。前頭側頭葉変性症（FTLD）を確定する所見です。すぐにドネペジルを中止したところ，翌日から徘徊がとまりました。

▶ドネペジルが前頭葉ストレッサーとなり興奮状態にさせたことは明らかです。初回投与量を1mgにしておけば，結果は違ったかもしれません。

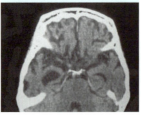

図1　CT画像

しかし，規定では3mgから始めることになっているために，誤診が許されない状況になり，せっかくの良薬も危険なものになりかねません。つまり，ピック病を診断できないならドネペジルを処方してはならないのです。

▶ 2回目の外来では，ニコニコして落ちついていました。食事もつくるようになったといいます。ドネペジルをリバスチグミン（リバスタッチ®パッチ）に替え，クロルプロマジン（コントミン®）25mg，ジアゼパム（セルシン®）2mg（朝）を処方した結果です。フェルラ酸含有食品（弱）も摂取しています。

▶ リバスタッチ®パッチは，中核薬4成分の中で最も興奮性が弱い薬ですが，ピック病患者に対しては，経験上9mg以上には増やさないほうが安全です。4.5mgで長期投与して安定している患者も少なくありません。

ドネペジルの副作用（図2）

▶ ドネペジルをピック病患者に処方すると，脳内アセチルコリン過剰となり，易怒，拒否，暴力が強まります。レビー小体型認知症患者に処方すると脳内ドパミンが欠乏傾向にあるため，アセチルコリン–ドパミンのバランスが崩れてドパミン欠乏症状（小刻み歩行）が起こります。

▶ また，ドネペジルはあらゆる病型の患者において食欲を低下させます。このような副作用は，ドネペジル開始から1年以上経ってから出てくることもあるため，食欲を失った認知症患者の場合，まずドネペジルが原因であ

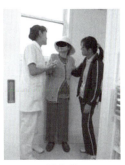
興奮性
ATD，ピック病
アセチルコリン過剰

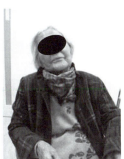
歩行不能
DLB
ドパミン阻害
正確な診断

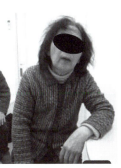
食欲低下
全病型
消化器系副作用

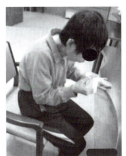
運動常同悪化
ピック病
前頭葉ストレッサー
正確な診断

用量調整（ドネペジル5mgを投与してしまった場合）

図2　ドネペジルの副作用
ATD：アルツハイマー型認知症，DLB：レビー小体型認知症

ることを疑って，半減したり休薬したりするのが効率的です。**ドネペジルを減らさずに食欲を増やす手立てを行ってもほとんど奏効することはありません**。そして，ピック病の運動常同を悪化させることも **CASE17** で紹介しました。ドネペジルは，ピック病をますますピック的にさせる薬といえます。

メソッドに基づく処方

リバスタッチ®パッチ　4.5mg → 9mg
コントミン®　25mg
セルシン®　2mg（朝）
【フェルラ酸含有食品（弱）　2本】

金言
▶ピック病にドネペジルは，ピック病をますますピック的にさせる大変危険な組み合わせである

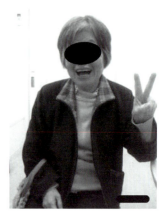

わかりやすく言うと「かわいらしく」なった。

CASE 19 ピックセット＋αの薬剤によって陽性症状が抑えられた例

70歳代，女性
HDS-R 19点，ピックスコア5.5点（4点以上で陽性）。
ピック病
初診時には足を組む様子がみられ，態度も悪く，拒薬があり，治療は困難に思われました。

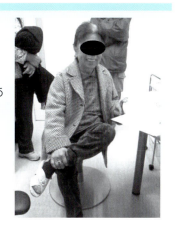

ピック病にはクロルプロマジン，ジアゼパムが基本

▶コウノメソッドでは，ピック病の陽性症状に対する抑制系薬剤として，第一選択をクロルプロマジン（ウインタミン®，コントミン®）最大75mg，第二選択をジアゼパム（セルシン®）最大6mgとしています。数百人というピック病患者への投与経験からの結論です。

▶本例は初診時，非常に態度が悪く，まるで酒に酔った人のように不真面目な対応をしていました。「くだをまく」という感じです。既に家族が在宅介護に白旗を上げ，施設職員も同行してきました。コントミン®12.5mg×6錠，セルシン®2mg×3錠を処方しましたが，拒薬をするという情報もあり，心配でした。また，強かったら必ず量を減らすように職員に助言しました。施設に帰ったあと，職員はうまく言い含めて薬を飲ませてくれたようでした。

▶少しずつ素直になってきたのですが，まだカッとなることがあるというので，夕方にリスペリドン（リスパダール®）1mgとクエチアピン（セロクエル®）25mgを追加し，睡眠導入にはニトラゼパム（ベンザリン®）10mgに抗精神病薬のセロクエル®細粒10mgを処方した結果，施設職員から「ばっちりです」と評価されました。

▶本例は，非常にエネルギーのある（ハイテンションな）ピック病であり，強いて中核薬で脳内アセチルコリンを増やそうなどと考えてはなりません。ひたすら抑制することです。クロルプロマジン75mg＋ジアゼパム6mg

II 改善症例集 ● 前頭側頭葉変性症

でピック病の95％は制御可能ですが，本例はそれを超えた薬剤が必要だった稀なケースなので紹介しました。超えたといっても，クロルプロマジン，ジアゼパムの基礎がしっかりしていたから他剤の併用でコントロールできたのです。

▶夕方に抑制系薬剤をさらに2剤追加した理由は，当然ですが昼夜のリズムをつけるため，また夜間の問題行動（BPSD）は集団生活においてより他利用者の苦痛となることから，少ない睡眠薬で睡眠導入にもっていくため（二弾締め方式）です。就寝時になぜ睡眠薬を2剤併用にせずに抗精神病薬を少量使ったかといえば，本例のような精神疾患に近いピック病には抑制系薬剤がマッチするわけですから，セロクエル®を半錠くらい併用するのがコウノメソッドの常套手段であり，奏効しています。

▶このように，当院ではセロクエル®細粒を10mg調合していたのですが，2012年末には低用量の後発薬（クエチアピン錠12.5mg「アメル」など）が厚生労働省に認められたため，調剤が不要になりました。本例は現在，中核薬を服用していないにもかかわらず，施設では人気者で何のBPSDも発生していません。

抑制系薬剤の副作用リスクの分散

▶抑制系薬剤は，単剤で用量を増やしていくと，過鎮静という副作用のリス

優先順位	抑制系薬剤名	1	2	3	4	5	6	7
1	ウインタミン®，コントミン®	4	10	25	50	75		
2	セルシン®			2	4	6		
3	セロクエル®				12.5	25	37.5	
4	リスパダール®					1	2	3
5	ジプレキサ® ジプレキサ® ザイディス®						5	10

1日量（mg）

前頭側頭葉変性症：ウインタミン®，コントミン® → セルシン®
アルツハイマー型認知症：チアプリド（グラマリール®）→ セロクエル®
レビー小体型認知症：抑肝散 → ウインタミン®またはハロペリドール（セレネース®）

図1 危険分散の方法

矢印のついていない数値が各薬剤の開始量となる。
矢印の尾の数値が各薬剤の限度であり，それ以下で処方することを推奨する。
たとえば，ウインタミン®25mg以上からセルシン®の併用も視野に入れてよいというふうに活用する。

クが上がっていきます。そこでコウノメソッドでは，各抑制系薬剤の限界量を設定して，その用量で陽性症状が制御できない場合は，次の選択薬を併用することを推奨しています（図1）。

▶第三選択のセロクエル®は37.5mg/日まで，第四選択のリスパダール®は3mg/日まで，第五選択のオランザピン（ジプレキサ®）は10mg/日までとするのがよいでしょう。ただし，肝障害があればウインタミン®，コントミン®は禁忌，糖尿病があればセロクエル®とジプレキサ®は禁忌です。

メソッドに基づく処方

コントミン®　75mg
セルシン®　6mg
リスパダール®　1mg（夕）
セロクエル®　25mg（夕）
ベンザリン®　10mg（就寝前）
セロクエル®細粒　10mg（就寝前）

金言 ▶「ピックセット」の第二選択はセルシン®

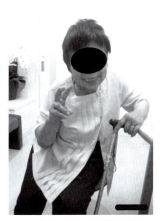

4カ月後の様子。施設職員が同行し，開口一番「ばっちりです」と笑顔で報告してくれた。

II 改善症例集 ● 前頭側頭葉変性症

CASE 20 クエチアピンで大声が減り，抑制系薬剤のみで長期間維持しているピック病の例

71歳，女性。
HDS-R 5点。要介護5。
ピック病
介護施設に入所しており，大声を出し続けるために，施設職員が困り果てていました。

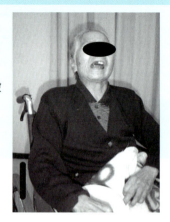

7年以上持続するコウノメソッド

▶ 11年前，筆者が勤務していた病院を受診した患者です。車いすで要介護5，大声を出し続けていました。改訂長谷川式スケール(HDS-R)を実施するどころではなく，CT検査でピック病を確定させてクエチアピン(セロクエル®)25mg×6錠を処方しました。当時はまだピック病に対する抑制系薬剤の第一選択を確定できていなかったので，セロクエル®をよく使っていたのです。

▶ 1週間後，あっさり穏やかになった様子で受診し，施設職員が「入所してから初めてこの方の笑顔を見ました」と驚いていました(図1)。もともと

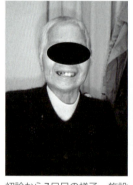
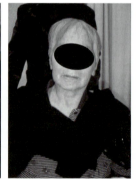

初診から7日目の様子。施設職員によると，初めて笑ったのを見たという。

1年後の様子。「こんにちは」と自分から挨拶できるようになった。

図1 セロクエル®が著効した様子

CASE 20 ● クエチアピンで大声が減り，抑制系薬剤のみで長期間維持しているピック病の例

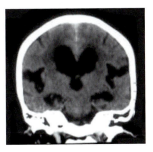

図2　CT画像
ピック病＋正常圧水頭症の所見（DESH所見と脳梁角の鋭角化）

ピック病は，活動できる脳組織が多く残っているので，抑制系薬剤だけで人間的に豊かになることが多いのです。陽性症状が制御できていないうちから中核薬（特にドネペジル）を処方してはなりません。

▶非常にエネルギーの強い例だったので，クロルプロマジン（ウインタミン®）170mg，抑肝散7.5g，リスペリドン（リスパダール®）2mg頓用も使いながら1年間経過をみていったのですが，1年後には非常に上品な顔貌に変わり，自分から挨拶できるようになりました（図1）。なお，ここまでフェルラ酸含有食品は使用していません。

▶初診から1年経過した頃（72歳），今度は誤嚥するようになってきました。また，ちょうど同じ頃，CT画像では正常圧水頭症（NPH）の併発を確認していました（図2）。NPHも嚥下機能を低下させます。当時筆者は韓国から導入された健康補助食品（サプリメント）ANM176™が嚥下機能を著明に改善する*という報告を知っていたため，家族に勧めました。

▶初診から7年後，77歳になった本例は，介助によって軟飯を食べています。セロクエル®120mg，ウインタミン®140mg，チアプリド（グラマリール®）30mg，抑肝散5gという，コウノメソッドの規定量を超えた抑制系薬剤の量ですが，副作用もまったくなく，にこやかに生活できています。施設職員が驚いているのは，本例よりあとに入所した利用者に悪化して亡くなっていく人もみられるのに対し，本例が今や古株になっているということです。

ANM176™は，前頭側頭葉変性症（FTLD）やNPHに基づく変性や脳圧迫による嚥下機能低下に特に効果を発揮する（一方で，脳梗塞による誤嚥は治りにくい）。筆者は，暴れて髄液排除ができなかったレビー・ピック複合（LPC）＋NPH患者に対してもANM176™を使用し，極端な後屈姿勢が改善した例，手術のできないNPH患者が歩いた例などを経験している。胃瘻を造設せずに食べ続けることが可能になる患者が多い。

Ⅱ　改善症例集　● 前頭側頭葉変性症

メソッドに基づく処方

●初診〜1年
セロクエル®　150mg
ウインタミン®　170mg
抑肝散　7.5g（3包）
リスパダール®　2mg（頓用）

●初診から7年
セロクエル®　120mg
ウインタミン®　140mg
グラマリール®　30mg
抑肝散　5g
【ANM176™　2包】

金言　▶コウノメソッドは長期戦にも強い

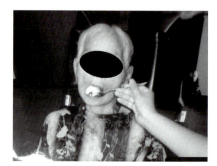

初診から7年後の様子。経口摂取が増えて施設内でも改善ぶりが評判になっている。

CASE 21 ピックセットで病的なこだわりが消えた例

62歳，女性。
HDS-R 28点。
ピック病
本例は当院に3年半通院しています。初診当初は狂気ともいえるほどの確認行為（検査の有無や薬の内容などを確認し続ける，メモをとらないと気が済まない）を繰り返す様子がみられました。

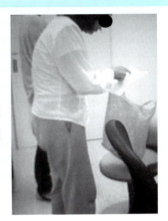

ピックセットが確認行為と不安を消した

▶初診当初は，娘が腕をつかんで引きずって診察室を出ないと外来が終わらないほど，確認行為をひたすら繰り返していました。一時は医療保護入院も視野に入れたほどです。

▶初診時には，改訂長谷川式スケール（HDS-R）は28点もありました。娘は「母の確認作業のくせは若い頃からのもの」と言い，またCT画像ではピック病と断定できるほどの萎縮はなかったものの，筆者は自信をもってピック病と診断しました。すぐに自動車の運転をやめるように伝え，クロルプロマジン（ウインタミン®）4mg＋4mgを処方し，フェルラ酸含有食品（弱）1本を推奨しました。運転は，当初まったくやめようとしなかったため，公安委員会に診断書を提出して免許停止を求めました。また，本例は最初の3年は決して美容院に行きませんでした。いつもくしゃくしゃのビニール袋を持参し，鼻をかんでは捨てていました。あるときは，CTは撮らなくていいこと，処方の変更はないこと，水虫の薬は継続することの3項目を5〜6回も確認し，メモしないと気が済まないようでした。

▶この日は，診察室からいったん出てもまた確認に戻ってきました。筆者に質問・確認し続けた時間は合計9分以上でした。こうした病的なこだわりは，しばしば介護者が患者に暴力をふるう原因となることもあります。本例の娘は「抑制系薬剤は増やさなくていい」と言うのでウインタミン®8mg，フェルラ酸含有食品（弱）1本を継続することにしました。

Ⅱ　改善症例集 ● 前頭側頭葉変性症

- ▶初診から7カ月後には，髪型がきれいになり化粧をし，穏やかに話してくるようになりました。確認行為も大幅に減り，1分半ほどで素直に診察室を出て行きました。
- ▶ほかの多くの患者でもみられることですが，フェルラ酸含有食品は，長期間摂取していると，あるとき急速に効果が現れてくることがあります。さらに抑制系薬剤の節約効果もあり，しだいに医師の介入が不要になっていくこともあります。また，最も治療困難と思われるピック病で最も効果が出やすいという点が，このサプリメントの存在価値を高めているといえるでしょう。

確認行為について

- ▶自分の行った行為が正しかったかどうかを確認することは，知的な行動と思われます。しかし，その確認行為が過剰である場合は，自分のした行為をすぐに忘れるという中核症状と，不安という内的な陽性症状の合体した姿であると理解できます。それらが解消した理由は，フェルラ酸含有食品（弱）が記憶と不安に働き，ウインタミン®が不安を消したためと考えられます。

ピック病患者における改訂長谷川式スケールの高得点

- ▶ピック病は，しばしば記憶検査で高得点を取ります。しかし，多くの患者は判断力と倫理観が障害されていて，金銭の浪費，交通事故を起こしても謝罪しないなどの異常性が問題となります。そのため，認知症ではなく精神疾患ではないかと疑われて精神科を受診する可能性が高くなります。患者は比較的若いことが多いので，なおさらです。しかし精神科医でピック病を熟知した者は限られていることから，残念ながら正しい診断に行きつかないこともしばしばあります。

抑制系薬剤のセンサリング手法

- ▶ピック病に使う抑制系薬剤はウインタミン®（コントミン®）が第一選択です。ただしコウノメソッドでは，ウインタミン®の1回量は原則として最低で4mg，最高で25mgと規定しています。
- ▶抑制系薬剤は介護者を助けるために処方するものですから，介護者が満足するレベルまで落ちついたら，①それ以上の増量はしない，②薬効が蓄積してきて元気がなくなってきたらすぐに減量する必要があります。個々の患者に適した用量を見つけるには，やはり4mg（朝）＋6mg（夕）程度

CASE 21 ● ピックセットで病的なこだわりが消えた例

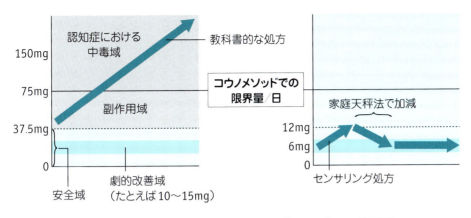

図1 低用量開始によるセンサリング（ウインタミン®，コントミン®用量）
コントミン®1錠が12.5mgだからといって，それを1日3回漫然と処方してはならない。ウインタミン®（細粒）低用量から開始し，個々の患者に合う量をセンサリングする。用量感覚が身につくと迅速に改善できる量を処方できるようになる。

で開始し，頻回に家族の意見を聞きながら微調整していく必要があります。これをセンサリングといいます（図1）。そうすれば副作用を起こさず，家族が十分満足する患者の姿になります。ピック病はエネルギーの強い病型なので，抑制系薬剤だけでかなり落ちついた感じになることが多いのです。

メソッドに基づく処方

ウインタミン®　8mg（4mg［朝］＋4mg［夕］）
【フェルラ酸含有食品（弱）　1本】

▶認知症患者の病的なこだわりには，抑制系薬剤のセンサリングが重要

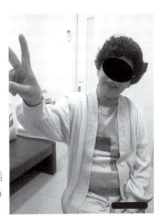

7カ月後の様子。規則正しい生活を送れるようになり，家事も行うようになった。

II-3 前頭側頭葉変性症

CASE 22 CDPコリンがアパシー，歩行の改善に寄与した意味性認知症の例

72歳，女性。
HDS-R 6点（68歳初診時）→0点。
意味性認知症
初診時からアパシーがみられ，歩行速度も遅く，CTで高度の前頭側頭葉萎縮があり（図1），治療は困難なものになると思われました。

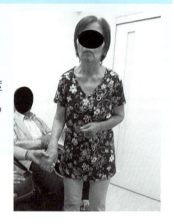

何を試みても反応しない場合のサプリメント活用

▶アパシーにはシチコリン注射が第一選択ですが，同じ成分を含有したサプリメントCDPコリン（シチコリン）のほうが覚醒に効く患者が少なからずいます。本例の場合，2カプセル（500mg）までは効果がなく，3カプセル（750mg）に増量して摂取したところ，著明に疎通性がよくなり，相手の言葉にうなずき，笑うようになりました。

▶本例は当院に4年半通院しており，初診時からアパシー（無為）でした。認知症にはガランタミン（レミニール®），リバスチグミン（リバスタッチ®パッチ），二次性パーキンソニズムにはアマンタジン（シンメトレル®），レボドパ・カルビドパ（ドパコール®）を試みてきた上，家族が非常に熱心で，

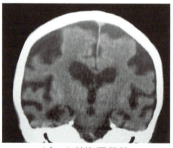
ピック性海馬萎縮

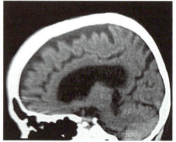
選択的前頭葉萎縮

図1　CT画像

点滴療法も50回くらい実施してきました。しかし，一度も著効を得られていませんでした。

▶CDPコリンを増量して3カプセルにしたときに，本例は初めて笑うようになり，こちらを見てうなずき，少し話すようになり，筆者も驚きました。フロンタルアタキシアで，手引き歩行だったのですが，軽く片手を添えるだけでバランスよく歩き，少しの距離なら1人でそろそろと歩けるようになりました。

CDPコリンの研究報告

▶CDPコリンについてPubMedで検索してみると，非常に多くの論文が出てきます。覚醒作用だけでなく認知症の中核症状にも効果を示すことは，一部の研究者の間では知られたことのようです。CDPコリンの利点は，健常者でも効果があるということ，副作用らしい副作用がなく，きわめて安全であることです（ハイテンションにはなりえます）。

▶CDPコリンは，脳内グルコース代謝を促進し，脳血流を増加させるほか，線条体におけるドパミン増加作用を有します。ある研究では，75人の青年男性において，250mg経口摂取1カ月後に，注意力，精神運動速度の向上，衝動性の減少が有意に認められています（プラセボ対照二重盲検試験）[1]。脳血管性認知症（VD）においては，コクランレビューで14の臨床試験が検討され，好ましい効果と認められています[2]。また，65歳以上のアルツハイマー型認知症（ATD）448人において，アセチルコリンエステラーゼ阻害薬（AChEI）投与197人と，AChEI＋CDPコリン1,000mg投与251人とが比較され，3カ月後，9カ月後にMMSEスコアが有意差を出しています（$p = 0.000$）[3]。ほかにも有意差を認めた多くの報告があります。

▶CDPコリンは，神経細胞膜のリン脂質を合成し，脳代謝を活性化して中枢神経系のノルエピネフリンとドパミンを賦活化し，低酸素や虚血から細胞を保護することは明らかであり，VDへのトライアルが多いようです（ちなみにアドレナリンは日本人が命名した言葉で，海外ではエピネフリンと呼ばれます）。

メソッドに基づく処方

【CDPコリン　750mg】

▶覚醒にCDPコリンが有効な患者が少なからずいる

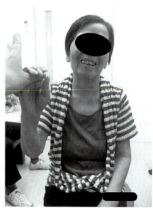

4年半の通院で初めて笑顔がみられた。

● 文　献

1) McGlade E, Agoston AM, DiMuzio J, et al : The Effect of Citicoline Supplementation on Motor Speed and Attention in Adolescent Males. J Atten Disord. pii : 1087054715593633. 2015.

2) Fioravanti M, Yanagi M : Cytidinediphosphocholine (CDP-choline) for cognitive and behavioural disturbances associated with chronic cerebral disorders in the elderly. Cochrane Database Syst Rev (2) : CD000269. 2005.

3) Gareri P, Castagna A, Cotroneo AM, et al : The Citicholinage Study : Citicoline Plus Cholinesterase Inhibitors in Aged Patients Affected with Alzheimer's Disease Study. J Alzheimers Dis 56 : 557-565, 2017.

CASE 23 ガランタミン4mgで活発になったFTD-MNDタイプの例

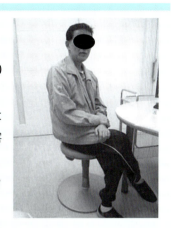

52歳，男性。
HDS-R 13点。
運動ニューロン疾患を伴う前頭側頭型認知症（FTD-MNDタイプ）＊

他院で筋萎縮性側索硬化症（ALS）と診断されていましたが，治療は行われていませんでした。筋萎縮，歩行障害（図1），構音障害のほか，足組み，多幸傾向（笑いすぎ），情緒不安定など，ピック化がみられたので，FTD-MNDタイプと診断することは容易でした。

＊FTD-MNDタイプ：運動ニューロン疾患を伴う前頭側頭型認知症（frontotemporal dementia with motor neuron disease；FTD-MND，湯浅・三山型）。三山吉夫医師が，FTDの一群にMNDを伴う症例群があることに注目し，1つの疾患単位としてまとめたもの。

レミニール®の可能性

▶初診時には，情緒安定化のためにクロルプロマジン（ウインタミン®）8mg，ガランタミン（レミニール®）4mg（＝規定開始用量の半分）を処方しました。

▶初診から4週間後の再診時には，話し方がシャープになったと感じましたが，付き添いの施設職員は「変わらない」と言います。そこで，ウインタミン®は4mgに用量を減らして，レミニール®は増やさず，レボドパ・カルビドパ（メネシット®）100mg錠半錠（50mg）を追加しました。

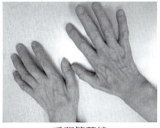 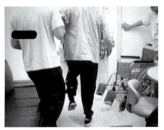

手背筋萎縮 独特の歩行

図1 筋萎縮性側索硬化症の症状

- さらに4週間後，付き添いの施設職員から「明らかによくなった」という発言が聞かれました。ALSといえば，徐々に筋萎縮が進行し，いずれは寝たきりになるものと思われています。遺伝子治療やiPS細胞の臨床応用が開始されるのを待つしかない――本例をALSと診断した医師もそう考えたのか，定期的に診察はしていましたが治療は行っていませんでした。しかし筆者は，「医学書に書いていないので治療しない」では済まないと考えます。

- ALSの脳内でドパミンが不足しているという証拠はない，アセチルコリンが不足しているという証拠もない，だから処方しない，ということなのかもしれません。確かに，医師は科学的でなければなりません。しかし一方で，ドパミンが不足していないという証拠も，アセチルコリンが不足していないという証拠もないのです。

- なぜ，施設職員は本例を受診させたのでしょうか。もちろん治したいからです。患者はまだ若く，将来があります。筆者はFTD-MNDタイプの治療経験が少なく，手探りではありましたが，おそらくドパミンは不足しているだろう，アセチルコリンは不足しているだろう，不足していないとしても，何らかの作用を示すのではないかと想像し，処方を決めました。

- FTD-MNDタイプはピック病圏とパーキンソン病圏の狭間にある疾患であるため，本例の陽性症状にはウインタミン®，歩行にはパーキンソン病治療薬を用いることにしました。副作用の出現を避けるため，用量はごく少量としました。本例には，フェルラ酸含有食品やシチコリン注射は用いていません。内服の保険薬の範囲で少量を処方しただけです。それでも本例には笑顔がみられるようになりました。

- 経験の少ない疾患ということでいえば，過去に14歳の脳炎後遺症患者が来院したことがありました。筆者にとっては治療経験のない年齢であり疾患です。それでも初回の処方で症状を大幅に改善させることができました。経験をもとにコウノメソッドを応用し，どのような患者でも改善に導くことをあきらめないことが大切だと考えます。ただし新しい試みをするときには，副作用についての責任を取らなければなりません。そのためには，微量からの処方と，家庭天秤法（家族に用量を加減してもらう）の指導が必要なのです。

CASE 23 ● ガランタミン 4mg で活発になった FTD-MND タイプの例

メソッドに基づく処方

●初診時
ウインタミン®　8mg
レミニール®　4mg
●4週間後〜
ウインタミン®　4mg
レミニール®　4mg
メネシット®　50mg（100mg 錠の半分）

金言　▶レミニール®は意外な疾患に効果を示す可能性をもっている

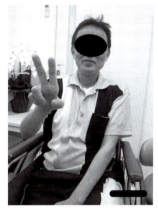

8週間後の様子。目つき，話し方，歩行もシャープに。施設職員も驚くほどの改善がみられた。

Column

前頭側頭型認知症（FTD）の分類

▶マンチェスターグループによる前頭側頭葉変性症（FTLD）の分類では，FTLD をまず認知症症候群と失語症症候群に 2 大別します（図1）。前者を別名，前頭側頭型認知症（FTD）といいます。

▶運動ニューロン疾患を伴う前頭側頭型認知症（FTD-MND タイプ）の「MND タイプ」とは，筋萎縮性側索硬化症（amyotrophic lateral sclerosis；ALS）に認知症が加わったものです。前頭葉変性症（FLD）タイプは側頭葉が保存されて前頭葉だけが萎縮するもので，不明な点も多く医学書にはあまり詳細な記載がされていません。

▶失語症候群では意味性認知症（SD）が圧倒的に多く，またFTLD の中でも最も患者数が多いものの，その多くがアルツハイマー型認知症と誤診されています。ドネペジルを服用しても進行を抑えることができません。

II 改善症例集 ● 前頭側頭葉変性症

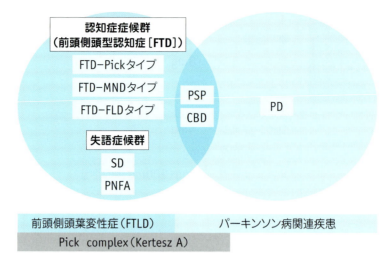

図1 前頭側頭葉変性症（FTLD）
MND：運動ニューロン疾患，FLD：前頭葉変性症，SD：意味性認知症，PNFA：進行性非流暢性失語，PSP：進行性核上性麻痺，CBD：大脳皮質基底核変性症，PD：パーキンソン病

進行性非流暢性失語（PNFA）は言葉を流暢に発することができないので，医師に知識さえあれば容易に診断できます。復唱困難も特徴的です。

▶パーキンソン病関連疾患で指定難病とされている進行性核上性麻痺と大脳皮質基底核変性症は初期診断が非常に難しく，Kerteszはこの2疾患もPick complexに含めています。筆者が考案したレビースコア，ピックスコアはこの2疾患で両スコアが上昇するため，筆者が提唱するレビー・ピック複合（LPC）症候群として拾い上げることが可能です。

コラム

Column

ガランタミンの8mg＋8mgは危険域を超えている

▶ガランタミン（レミニール®）が登場したとき，筆者はすぐに猛烈な勢いで処方を始めました。当初は増量規定通りに処方しました。4mg＋4mgを4週間投与した後に，8mg＋8mgに増量して，その用量で増量をとめてよいという規定です。しかし，これが思わぬ副作用を引き起こしました。

▶12mg＋12mgまで無理に引き上げなくてもよいという点は非常に融通が利いてよかったのですが，副作用は非常に激しいもので，「何となく吐き気がする」という程度に収まらず，嘔吐し続けるというものでした。まじめな家庭では，患者が嘔吐してもそのまま服用させ続けたために，筆者が外来で診察したときには疲弊して眼の下にくまができていた人もいました。

▶統計をとってみると，副作用出現時の用量の平均値は11.9mgでした。ですから1日8mgをいきなり16mgに増量してはならないのです。そのため筆者は，必ず制吐薬（たとえばドンペリドン10mg［朝］）を併用し，最初の2週間は4mg，その後4mg＋4mg，さらにその後4mg＋4mg＋4mgなどといった慎重な増量を行いました。その結果，最近では副作用による脱落はほとんどなくなりました。

▶1日3回服用できない患者の場合は4mg＋8mgという処方もしますが，この場合，レセプトに「副作用のため1日12mgしか服用できない」とのただし書きをつけます（4mg＋8mgは許可されるのかと何度も製薬会社に問い合わせましたが，回答はありませんでした）。

▶表1は筆者が患者に多大な迷惑をかけて得られた副作用のデータです。今となっては貴重なデータです。規定通りの処方を行っただけとはいえ，

表1　レミニール®の副作用の種類と頻度

	n（人）	消化器	覚醒系	興奮系	その他	効果	副作用発現時平均用量
ATD	18	7（38.9%）	5	5（27.8%）	1	2	13.3mg
DLB	14	7（50.0%）	3	5（35.7%）	0	0	8.6mg
FTLD	16	6（37.5%）	6	5（31.3%）	(1)	2	12.3mg
その他	3	1	1	1	0	1	13.3mg
合計	51	21（41.2%）	15	16（31.4%）	2	5	11.9mg

ATD：アルツハイマー型認知症，DLB：レビー小体型認知症，FTLD：前頭側頭葉変性症

このような重篤な副作用を出してしまい申し訳なく思います。

▶なお，ドネペジルからレミニール®にスイッチするときは，ドネペジルの脳内残留を考慮して7日休薬してからレミニール®を開始して下さい。つまり他剤が28日処方ならレミニール®は21日処方にしておくということです。ドネペジルが2.5mg処方だった場合は3日休薬でよいかもしれません。ただ，筆者はリバスチグミン（リバスタッチ®パッチ）よりレミニール®を優先することはほとんどありません。何度も副作用を出すと医師にとってもストレスになります。

CASE 24 ドネペジル減量，メマンチン中止で疎通性が改善した重度意味性認知症の例

79歳，女性。
HDS-R 17点，CDT 3点。

意味性認知症
初診時，改訂長谷川式スケール（HDS-R）17点で，時計描画テスト（CDT）は3点（9点満点）しかとれませんでした。そのため，アルツハイマー型認知症（ATD）であろうと推測しました。前医のドネペジル5mgを継続し，易怒にはチアプリド（グラマリール®）50mgを処方しました。

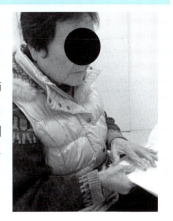

| 前医の処方 | ▶ドネペジル 5mg |

ドネペジルは前頭葉の統合性を撹乱する

▶前頭側頭葉変性症（FTLD）は失語症候群と認知症症候群に2大別されます。患者数が圧倒的に多い疾患は，前者では意味性認知症（SD），後者ではFTD-Pickタイプ，すなわちピック病です。本CASEからSD患者の改善症例を紹介します。

▶本例は，時間の経過とともにだんだん会話をしなくなり，盗食が出現してきて，外来受診時には勝手にカルテを触るようになりました（上写真）。これは「使用行動」といって，ピック病の症状です。進行が急激であるため，フェルラ酸含有食品（弱）を（強）に切り替え，増量されたガーデンアンゼリカでハイテンションになるであろう分はクロルプロマジン（ウインタミン®）で抑えました。

▶メマンチン（メマリー®）は5mgで嚥下機能が悪くなり食欲が低下したのですぐに中止しました。語義失語がみられるようになり，施設職員の言葉が通じません。既にドネペジルは1mgとしていましたが，さらに0.5mgに減量してフェルラ酸含有食品（強）を3本に増量することを提案しました。急がないとさらに進行すると考えたためです。

▶その結果，疎通性が非常によくなり，ドネペジルの前頭葉ストレッサーぶりが本例でもよく確認できました。ドネペジルはまさに"ピック病をつく

II 改善症例集 ● 前頭側頭葉変性症

る薬"ともいえるほど，前頭葉の統合性を撹乱する作用があるように思います。しかし，いったん改善すれば安心です。本例の家族には，フェルラ酸含有食品（強）は2本に減らしてよいだろうと助言しました。

▶本例のCT画像は，前頭葉外側の萎縮が目立ちましたが，それでも前角は大きく拡大し，ミッキーマウス*様になっています。ATDだと思っていた患者が急速進行すると，ドネペジルやメマリー®の用量を増やしたくなるものですが，もしピック病であれば，さらに悪化することがわかりました。その意味で病型鑑別は，いっそう重要になります。急速進行したらATDではないと考えるくせをつけるのがよいでしょう。CTがなくてもピックスコアをつけて4点以上ならFTLDを疑います。

▶ATDの中核薬4成分の最大の長所・欠点・原則禁止項目・安心感を表1にまとめました。メマリー®以外は併用禁忌ですが，それぞれ特性が大きく異なるため，どの薬をどの症例のどの時期に，どれだけの用量で処方するかを注意深く探っていくことが大切です。

ミッキーマウス（筆者の造語）：ピック病診断のヒントになる画像所見。CTやMRIの水平断画像において，側脳室前角が丸く膨らんで拡大している状態を指す。

表1　中核薬の特性

	最大の長所	欠点	原則禁止	安心感
リバスタッチ®パッチ	歩行能力改善	皮膚がかぶれる	乾燥肌	1位
ドネペジル	傾眠は起こらない	アセチルコリン欠乏者にしか効かない，最も興奮性が高い，ドパミン阻害作用がある	ピック病 レビー小体型認知症	2位
レミニール®	脳血管性にも効く	激しく嘔吐する患者がいる	胃全摘	3位
メマリー®	重症でも効きうる	認知機能が悪化しうる	眩暈症	4位

メソッドに基づく処方

●初診時

ドネペジル　5mg

グラマリール®　50mg

●使用行動出現後

ドネペジル　1mg → 0.5mg

メマリー®　5mg → 中止

ウインタミン®　10mg → 12mg

【フェルラ酸含有食品（強）　3本 → 2本】

CASE 24 ● ドネペジル減量，メマンチン中止で疎通性が改善した重度意味性認知症の例

▶興奮系薬剤は患者の集中力を乱し，実力を発揮させなくすることがある

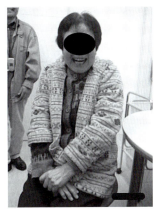

2カ月後の様子。柔和な表情でしっかりとこちらを見ている。疎通性が良好になった。

Ⅱ-3 前頭側頭葉変性症

Ⅱ　改善症例集　●　前頭側頭葉変性症

CASE 25　デュロキセチンで入院を回避できた重度意味性認知症の例

62歳，女性。
HDS-R 24.5点→0点。

意味性認知症
2年半で改訂長谷川式スケール（HDS-R）が24.5点から0点に落ちてしまった意味性認知症（SD）の女性です。階段から滑り落ちて以来，「痛い，痛い」と毎日連呼するようになりました。整形外科でMRIを撮影したところ，骨折などの所見は見当たらないとのことでしたが，本人の腰痛の訴えは収まりませんでした。診察室でカメラを向けると，間違えて口を開けるほど語義理解が低下していました。

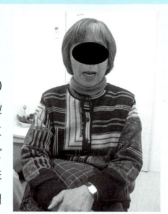

抗うつ薬で常同愁訴を抑える

▶本例は，典型的なSD（図1）ではありますが，外来ではいつも不機嫌・わがままで，ややピック病の片鱗がありました。筆者はあるテレビ番組で，腰痛の多くは心因性であることを紹介していたことを思い出し，本例の訴

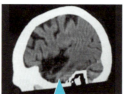
ナイフの刃様萎縮

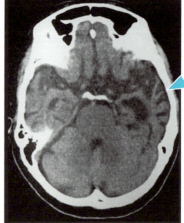

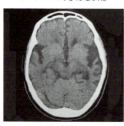
左右差　　　　　朝顔の蕾

図1　意味性認知症を象徴する優位半球の側頭極萎縮
側面から観察されるナイフの刃様萎縮は，下方から見たら朝顔の蕾，前方から見たらブロッコリーのようにみえる。

えは心因性腰痛であり，一度「痛い」と連呼し始めたのを発端として，ピック化による常同愁訴のようになったのではないかと推測し，鎮痛薬ではなく抗うつ薬のデュロキセチン（サインバルタ®）の投与を試みました。
▶同じ頃，夫から，本例を入院させてほしいとの要望があったため，入院先を紹介しました。ところが後日，入院を取りやめた旨の連絡があり，不思議に思っていましたが，再診時の様子を見て納得しました。1カ月後に来院した本例は，痛みをまったく訴えておらず，笑顔でした。夫は「これなら看られるから」と，入院を取りやめた理由を説明してくれました。
▶現在は要介護2で，デイサービスの利用も始まり，調理や買い物，リハビリテーションもしてくれるとのことで，生活が軌道に乗ったようです。コウノメソッドでは，認知症への抗うつ薬投与は原則禁止としていますが，本例に対しては心因性腰痛をなくすためのサインバルタ®投与であり，ピック病のイライラが消え，入院が不要になった例として紹介しました。

メソッドに基づく処方

クロルプロマジン（コントミン®）　12.5mg
サインバルタ®　20mg

金言　▶痛みなどの悩み，こだわりがあると，強い抑制系薬剤でも陽性症状を制御できない

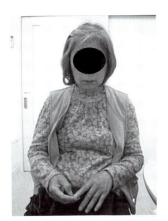

ずっと訴えていた腰痛を訴えなくなり，愛想よく笑顔に。

Ⅱ　改善症例集 ● 前頭側頭葉変性症

コラム
Column

テレビ番組から学ぶ

▶NHKや民放では，健康に関するテレビ番組を多く放映しています。中には医師もうなるほど専門的な内容のものもあります。筆者には医師会の講演会などを聴講する時間はありませんが，一般向けの健康番組を観ていると，診療の助けになるような内容が多々あります。

▶最近では，CASE25の症例のように心因性腰痛が多いこと，双極性障害に選択的セロトニン再取り込み阻害薬（SSRI）を処方すると殺人事件などに結びつくような躁状態を引き起こす危険性があること，などはテレビ番組から学びました。こういった医師の姿は決して「情けないこと」ではなく，「患者の幸福や医療過誤の防止につながるのならば，何でもあり」の姿勢が必要だと筆者は考えます。

▶また，こうした専門的な内容を一般の人が観て勉強しているという認識ももたなければなりません。「素人の意見になど耳を貸さない」とか「テレビでやっているようなことは科学ではない」といった姿勢では，周囲の知識量からどんどん取り残されて「裸の王様」になってしまう可能性があるといえるのではないでしょうか。

CASE 26 重度意味性認知症にガランタミンとメマンチンが著効した例

88歳，女性。
HDS-R 1点。
意味性認知症
「腕の力を抜いて下さい」と言うと，余計に力を入れてしまうほど語義失語が強かった前頭側頭葉変性症（FTLD）です。写真のように，スプーンの使い方がわからない状態でした。

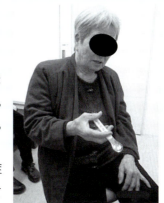

前医の処方
▶7年間ドネペジル5mgを処方されていたが，症状が進行して手がつけられない状態になっていた。最近追加されたメマンチン（メマリー®）5mgも効果がないようだった。

レミニール®とメマリー®の処方術

▶ドネペジルはガランタミン（レミニール®）に変更し，最大量（24mg）まで投与量を引き上げ，メマリー®は5mgから2.5mgに落としました。その比率が奏効したのか，易怒がなくなり，語義失語や積極性も改善してきました。

▶FTLDはアセチルコリン仮説で説明できない疾患であるため，ドネペジルが効かない場合には，ほかの神経伝達物質も上昇させる作用のあるレミニール®を試行してみることを勧めます。メマリー®は副作用として倦怠感が出現することがあるので，あくまでも個々の患者にとっての適量を探ることが大切です（増量規定通りでは，副作用が強く生じることがあります）。

▶レミニール®とメマリー®は，安心してだれにでも処方できる薬というわけではありません。増量後は1カ月以内に再度受診してもらい，副作用が現れていないか本人・家族によく確認する必要があります。この2成分に共通する副作用は，易怒，ハイテンション（陽性症状），傾眠（陰性症状）です。1つの薬剤であるにもかかわらず，このように陰陽両方の副作用を起こしうるということは，主治医の予想通りに患者を変えることはできないということを意味します。このことを考慮すると，安全度はドネペジルのほうが高くなります。

▶特にメマリー®は最も強い副作用を引き起こします。眩暈，便秘にとどま

らず，気を失うほど強い眠気が生じ，介護者からは「認知症が悪化した」と表現されます。これは臨床試験のときに気づかれなかった重大な副作用であり，原因はわかっていませんが，筆者はグルタミン酸の神経細胞過剰流入を抑制する作用の弊害として，ドパミンとのバランスを崩すためではないかと考えています。

▶メマリー®は，最大用量の20mgを問題なく服用できる患者は全体の半数以下であり，しかも服用できるということは効果がないということと同義です。即効性を期待せず5～10mgを1年以上投与し続けると，あとになって効果が現れる場合はあります。とはいえ，家族は結果を求めていますから，第一選択のリバスチグミン（リバスタッチ®パッチ），ドネペジル，レミニール®のいずれかで活気を出しておいて，メマリー®を併用するという手段が常套といえるでしょう。スタンダードな処方戦略として，メマリー®は第一選択とはしにくい薬剤です。

▶レミニール®は副作用で激しく嘔吐する患者がいる薬剤です。ドンペリドン（ナウゼリン®）はchemoreceptor trigger zone；CTZに作用する薬剤で，レミニール®より早く血中濃度が上昇することから，同時投与で制吐可能です。なお，レミニール®の増量規定は，4mg＋4mg → 8mg＋8mg → 12mg＋12mgとなっていますが，筆者はそれぞれの中間に4mg＋8mg，8mg＋12mgの期間を設けるべきと考えます。

メマリー®の使いこなし

▶メマリー®は昨今，抑制系薬剤として使われることが多くなりました。記憶改善作用が弱いため，そのような特徴に目を向けたものです。また，一度もアセチルコリンエステラーゼ阻害薬を試みずに，メマリー®単独で治療を開始する医師も増えました。

▶学会でどのような指導がなされているかわかりませんが，メマリー®20mgの漫然投与は，神経伝達物質（特にドパミン）のバランスを崩していく可能性があるため，傾眠，ふらつき，食欲低下などを観察し続け，急激に認知機能が低下し始めたときは中止したほうがよいと思います。

▶とはいえ，中核薬を全廃するのは，家族も医師も不安なものです。コウノメソッドではサプリメントも積極的に使用するため，何らかの希望を残しながらの通院となり，医師もストレスが少なくて済みます。

▶なお，非常に稀ですが，あらゆる抑制系薬剤が合わない（穏やかにならずに副作用ばかり出る）ピック病に，メマリー®が著明に奏効する場合があります。

CASE 26 ● 重度意味性認知症にガランタミンとメマンチンが著効した例

メソッドに基づく処方

レミニール® 24mg
メマリー® 2.5mg

金言 ▶認知症に対する処方では，中核薬の効果は用量依存性ではない

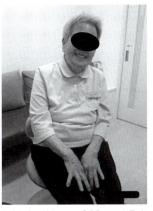

易怒がなくなり，会話もできるようになってきた。

Ⅱ 改善症例集 ● 前頭側頭葉変性症

CASE 27 初診から3年半後にHDS-Rが3点上昇した意味性認知症の例

74歳，女性。
HDS-R 14点→17点。

意味性認知症
筆者の勤務医時代からの症例です。初診時の年齢は71歳，無口で顔色は蒼白，呆然とした顔つきで，警戒心が強く，不機嫌でした。当時の改訂長谷川式スケール（HDS-R）は14点で，意味性認知症（SD）と診断しました。

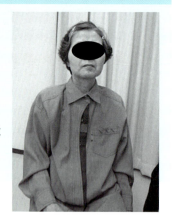

コウノメソッドに基づく処方の持続力

▶ 初診時，ある程度脳を興奮させないと発語も促進できないため，興奮系薬剤を用いました。処方したのは，ドネペジル，ニセルゴリン（サアミオン®），アマンタジン（シンメトレル®）の"興奮系御三家"ですが，ドネペジルは2.5mg，サアミオン®は通常15mgのところを10mgとし，シンメトレル®も100mgと常用量の2/3としました。各薬剤を常用量で処方すると易怒（副作用）が出現する可能性が非常に高いため，**各々を少量に抑えてカクテル処方する危険分散の手法**です。

▶ CT画像では認知症に影響しない程度の脳梗塞が確認されたため，クロピドグレル（プラビックス®）50mgも併用し，ルンブルクスルベルス含有食品*を推奨しました。さらに軽いうつ状態を想定してロラゼパム（ワイパックス®）1mgを処方しました*。本例はまだ若く，夫の思いも強いため，確実に改善させるためにフェルラ酸含有食品（強）1本も推奨しました。

▶ ところがフェルラ酸含有食品（強）は「1本飲むと腸にくる」と言うので，朝夕半分ずつ摂取することにしました。それでもどんどん明るく活発になり，**初診から3年半が経過した現在，自分から挨拶して，自分で物事を決められるようになりました**。中等度認知症には違いないのですが，進行性の変性疾患であるにもかかわらずこのように改善する様子は，目撃した医師にしか信じられないことかもしれません。「河野先生のおかげで，笑えるようになったし，幸せになりました」と言ってくれました。これが

*ルンブルクスルベルス含有食品：乾燥赤ミミズを主成分とするサプリメント（健康補助食品）で，イカキトサン，ルチン，田七人参も配合したものは動脈硬化改善などの学会報告も多い。筆者自身も血圧が高く眼底の血管に動脈硬化があるため，8年ほど摂取を続けている。

*筆者は最近はワイパックス®はあまり処方せず，セルトラリン（ジェイゾロフト®）低用量を用いることが多い。ただしジェイゾロフト®を用いる認知症は原則レビー小体型認知症のみである。

語義失語のある患者の言葉でしょうか。HDS-Rも14点から17点へ上昇しました。

サプリメントの活用

- ▶変性性疾患対策にはフェルラ酸含有食品，動脈硬化対策にはルンブルクスルベルス含有食品を用いることで，大幅な改善が期待できる例が多くあります。摂取を推奨した個々の患者にどれだけの用量が必要なのかを見きわめることは必要ですが，家族も医師に「何本飲めばいいですか」とただ聞くのではなく，自分たちで見つけていく姿勢が必要です。
- ▶コウノメソッド実践医の中には，フェルラ酸含有食品からコウノメソッドにたどり着いた医師もいます。慢性疾患でも進行性疾患でも末期でも，なんとか治そうという気概のある医師は，試してみる価値があるものといえるでしょう。

メソッドに基づく処方

ドネペジル　2.5mg
サアミオン®　10mg
シンメトレル®　100mg
プラビックス®　50mg
ワイパックス®　1mg
【フェルラ酸含有食品（強）　1本】
【ルンブルクスルベルス含有食品】

金言
- ▶各薬剤の常用量で副作用が生じるなら，カクテルのように各々を少量ずつ処方し，危険分散する

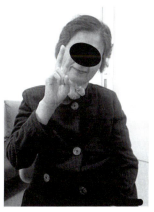

3年半後の様子。自分から「河野先生のおかげで，笑えるようになったし，幸せになりました」と言ってくれた。

Ⅱ 改善症例集 ● 前頭側頭葉変性症

CASE 28 メマンチンとフェラ酸含有食品が著効した重度進行性非流暢性失語の例

63歳，女性。
HDS-R 2点。
進行性非流暢性失語
5年以上診察を続けていますが，初診当時には，言葉がどもるようになった，料理ができなくなった，留守番をさせると怒る，といった症状がみられました。

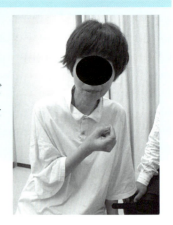

前頭側頭葉変性症の分類と変遷

▶筆者は本例の初診当時，前頭側頭葉変性症（FTLD）の知識がなく，アルツハイマー型認知症（ATD）と考えていたのですが，徐々に前頭側頭型認知症（FTD）と気づき始めて，他院の医師とも相談してFTDと診断しました。

▶本例はFTLDの失語症候群の圧倒的多数を占める意味性認知症（SD，相手の言葉の意味がわからない）ではなく，少数派の進行性非流暢性失語（PNFA）だと気づくのには，さらに時間がかかりました。認知症は，患者が急増しているものの，内科医にとってはまだまだありふれた疾患ではなく，鑑別に関しても，ATDと脳血管性認知症の鑑別程度にとどまるのが実情かもしれません。ピック病がいつの間にかFTDの1タイプに分類され，そのFTDはFTLDの1タイプにされ，また20年後にFTDに戻されました。さらにSDやPNFAという病名が一般的になるまでには，まだ時間がかかるでしょう。

メマリー®の適正用量を探る

▶本例については，夫が非常に熱心で，メマンチン（メマリー®）を日本での発売前から個人輸入して飲ませていたのですが，15mgでないと効果が得られないということがしだいに明らかになりました。10mgでも20mgでもだめなのです。このことが理解できないとコウノメソッドのさじ加

減は難しいかもしれません。本例は15mgにしか"鍵穴"がないのです。しかも時期によって適正用量は変わっていきます。家族の観察が正確なら、薬の調整の必要性がわかるものです。結果としてメマリー®によって発語が保たれ、受け答えも可能で、愛想もよい状態が維持されています。

▶ また、フェルラ酸含有食品も効果的に作用し、大変明るくなりました。現在でもフェルラ酸含有食品を摂取したあとのレスポンスが非常によく、摂取から10分後に手の動きがよくなるそうです。一般的には既に寝たきりになっている時期ですが、夫婦で非常によく頑張っています。訪問マッサージも導入されて、非常に喜ばれています。

▶ 本例のCT所見を図1に示します。ナイフの刃様萎縮、前頭葉眼窩面の萎縮（CT提示はなし）があることから、FTLD第3期です。第3期には無言症になるものですが、まだ発語があるのは夫の尽力の結果だと思います。

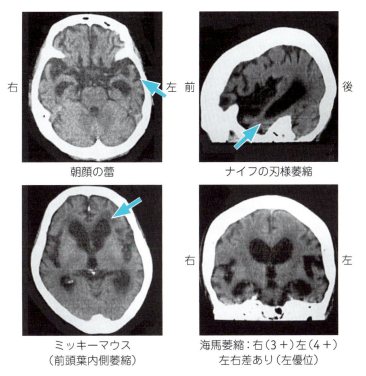

図1　CT画像

メソッドに基づく処方

ドネペジル　5mg → 2.5mg

メマリー®　15mg

抑肝散　5g（2包）

アマンタジン（シンメトレル®）　100mg

エチゾラム（デパス®）　0.5mg

【フェルラ酸含有食品（強）　2本】

金言 ▶薬の長所を最大限に引き出すには，個々の患者に合った量を0.5mg単位で見きわめることである

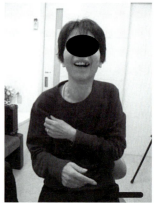

3年後の様子。受け答えが可能で，愛想もよい。

CASE 29 リバスチグミンが大脳皮質基底核変性症の歩行を改善した例

62歳,男性。
HDS-R 0点。
大脳皮質基底核変性症

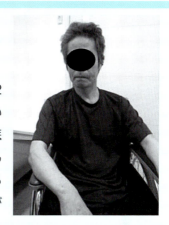

最初,妻だけが自費相談のため来院されました。本例は2年半前に1カ月半入院してから自力で歩けなくなり,伝い歩きがやっとの状態になったといいます。入院中,主治医は診断名を告げなかったそうです。その後,頭部まで背もたれのある車いすでないと移動できなくなり,2年前から幻覚が生じ,抗不安薬を処方されていましたが,副作用が強いため妻の判断で中止したそうです。

幻覚,振戦,まじめな性格,抗不安薬に対する薬剤過敏性,CTで正常圧水頭症の所見がないといった点から,レビー小体型認知症(DLB)であろうと推測しました。

大脳皮質基底核変性症・進行性核上性麻痺の診断の手立て

▶妻が相談に来てから1カ月半後,本人が当院を受診しました。手引き歩行でも1歩も歩けず,難しい顔をしており,痩せています。寝言があり,日中も大声を出すそうです。診察して意外だった点は,肘の歯車現象(歯車様筋固縮)は思いのほか軽く,誤嚥もしないことです。日中の大声はDLBというよりはむしろピック病を思わせました。その日はシチコリン1,000mg注射をして覚醒させ,パーキンソン病(PD)治療薬の出番ではないと考え,フェルラ酸含有食品(弱)を推奨しておきました。

▶さらに1カ月半が経ち,穏やかになりましたが,その後,無言症が現れてきたためフェルラ酸含有食品を(強)に替えたり,ドネペジル0.5mgやジヒドロエルゴトキシン(現在は販売停止)を試したりしました。興奮させるわけにはいかず,難しい選択でした。そして初診から1年2カ月が経過した時点で,筆者は本例が大脳皮質基底核変性症(CBD)だと気づきました。

▶運動機能の低い認知症患者を診たら,レビースコアとピックスコアをとります。前者が3点以上でかつ後者が4点以上であれば,とりあえずレビー・

ピック複合（LPC）症候群と考えてみましょう。そのうちおよそ9割は真正のLPC（DLB＋前頭側頭葉変性症［FTLD］），残りの1割には進行性核上性麻痺（PSP）とCBD，その他が含まれます。

▶PSPとCBDは，パーキンソン病関連疾患としてPDとともに指定難病に指定されています。この2疾患がDLBと異なる点は，話し方が遅く，声の音量が比較的大きいことです。DLBは小声ですが遅くはありません。そして，転倒を繰り返すという家族の証言があれば，眼球の上下動を調べて下さい。上下の動きが悪いならPSP，動きがよいならCBDの可能性が高まります。

リバスタッチ®パッチが歩行を改善する

▶DLBでは比較的強い萎縮が前頭葉にみられることが多いのですが，CBDとPSPは驚くほど脳萎縮が軽いことが少なくありません（図1）。脳内ドパミンだけでなく，アセチルコリン，ノルアドレナリン，セロトニンもバランスを崩さずにほどよく高めていけば，身体の動きがよくなるのは当然ともいえます。この場合に，リバスチグミン（リバスタッチ®パッチ）は，ぜひ最初に試みたい薬です。PD治療薬は副作用のリスクが高いため，PD治療薬の前にリバスタッチ®パッチを試してみることを勧めます。

▶本例も，初めて薬が効いたと感じられたのがリバスタッチ®パッチでした。リバスタッチ®パッチ4.5mgを開始して2週間後に，本例はトイレまで這って行ったといいます。寒い季節にはなおさら動かなかったので，妻はその様子にとても驚いたそうです。その後は歩いていないそうですが，外来受診時の目つきはしっかりしていたので，リバスタッチ®パッチを9mgに引き上げることにしました。

▶リバスタッチ®パッチは，ほかの中核薬3成分と異なり，DLB患者を歩かせる作用があることは確定的です。ですからこのCBDの本例が床を這ったことは，筆者にとって納得がいくものでした。

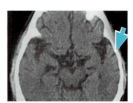
朝顔の蕾（−）

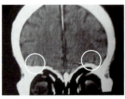
眼窩面の萎縮（＋）

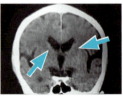
尾状核頭部の萎縮所見はない

図1 大脳皮質基底核変性症（本例）のCT画像

▶フェルラ酸含有食品とリバスタッチ®パッチの組み合わせによって筋強直性ジストロフィー患者の歩行が改善した例も経験していることから，神経変性疾患にもこの組み合わせが効果を発揮すると考えて差し支えないでしょう。「パーキンソン病関連疾患」という名前に惑わされてCBDとPSPに必要以上にPD治療薬を処方するのではなく，まずはリバスタッチ®パッチを処方して前頭葉を賦活することを推奨します。

▶なお，表1は，リバスタッチ®パッチが効果を示したFTLDの一覧です。側頭葉機能（記憶，語義失語など）まで改善することは多くはないですが，リバスタッチ®パッチが副作用，特に興奮性が少ないことを考えると，FTLDに対して中核薬4成分の中で第一選択となることは間違いないと考えます。

表1　リバスタッチ®パッチが奏効した前頭側頭葉変性症（n=22人）

項目	平均値	改善した機能	人数	改善項目の詳細
年齢	76歳	前頭葉機能	15人	安定，穏やか，集中　4人
HDS-R	7.7点			覚醒　4人
病型	SD　8人			元気　2人
	LPC　8人			明るい　2人
	ピック病　5人			積極性　1人
	CBD　1人			夫の世話　1人
奏効した用量の平均値	8.2mg			言葉づかい　1人
奏効した用量	4.5mg　6人	側頭葉機能	4人	記憶　2人
	9mg　14人			語義理解　1人
	13.5mg　2人			時間見当識　1人
		運動機能	4人	歩行能力　4人
		全般的	4人	すべてが改善した　4人

改善のコツ：①効果が現れたら増量を中止する，②ハイテンションになったら20%切り落とす
SD：意味性認知症，LPC：レビー・ピック複合，
CBD：大脳皮質基底核変性症

（名古屋フォレストクリニック，2013年3月7日集計）

●その後の処方

リバスタッチ®パッチ　13.5mg

ジヒドロエルゴトキシン（現在は販売中止）　2mg

抑肝散加陳皮半夏　2包（夕）

クロルプロマジン（ウインタミン®）　4mg（朝）

ニトラゼパム　5mg

ハロペリドール　0.2mg（就寝前）

【フェルラ酸含有食品（弱）　3本】

▶大脳皮質基底核変性症と進行性核上性麻痺にはまず安全・確実なリバスタッチ®パッチを使用する

▶リバスタッチ®パッチはいかなる変性疾患においても歩行能力を上げる作用が期待できる

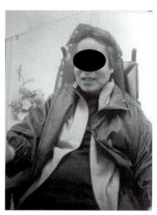

1年半後の様子。ふっくらして笑顔がみられるようになった。

CASE 30　リバスチグミンで進行性核上性麻痺が改善した例

77歳，女性。
HDS-R 19.5点。

進行性核上性麻痺
初診時はよろよろとした歩き方をしていました。半年前に胃癌の手術をしたこともあり体重は10kg減少，猫背であったため肘の歯車現象を確認したところ，右肘に強い鉛管様筋固縮がみられましたが，左肘には認められませんでした。つまりレビー小体型認知症（DLB）らしさはないのです。入院中に1度だけ幻視が出たそうです。

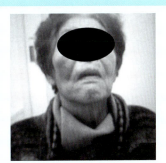

進行性核上性麻痺を疑う所見と処方

▶改訂長谷川式スケール（HDS-R）は19.5点も取れるのですが，話し方が遅いのが特徴的です。HDS-Rの遅延再生は6/6で，数字関係2/4となれば，もはやアルツハイマー型認知症の可能性はゼロに近いといえます。「野菜10個」と筆者が言うと，本例も「野菜10個」と反響言語（オウム返し）する様子がみられたので，多少の前頭葉症状もあるように感じました。レビースコア5.5点，ピックスコア5.5点の"ミニLPC（レビー・ピック複合）"といった印象でしたが，本例の娘の「転倒を繰り返す」「地元では大学病院も含めてだれも診断できなかった」との言葉から，進行性核上性麻痺（PSP）*を疑いました。

▶予想通り，上を向かせると眼球が動かない（垂直性注視麻痺）ために顎が出てしまいました（上写真）。CT画像ではハミングバードサイン*は陽性とはいえませんでしたが，地元では診察できる医師がいないとのことで，遠方から通院することになりました。

▶胃切除後のビタミンB_{12}欠乏や飲酒（発泡酒5本/日）によるビタミンB_1欠乏，舌にこびりつく分厚い舌苔から亜鉛欠乏も考えられたため，すべて検査することとし，メコバラミン（メチコバール®）筋注，リバスチグミン（リバスタッチ®パッチ），クロルプロマジン（ウインタミン®）を処方し，フェルラ酸含有食品（弱）を推奨して帰宅させました。

進行性核上性麻痺（PSP）：脳の基底核，脳幹，小脳の神経細胞が減少し，転びやすい，下方が見にくい，認知症，しゃべりにくい，飲み込みにくいといった症候が出現する疾患。発病時にはパーキンソン病とよく似た動作緩慢や歩行障害などを示すために，区別がつきにくい。

ハミングバードサイン：橋・中脳被蓋部が萎縮して橋底部が萎縮しないために，MRIの矢状断でハチドリのくちばしのように見える所見。ただしこの所見がなくてもPSPは否定できない。

▶1カ月後の受診時には，予想以上に改善していました。首が後屈して転倒を繰り返していた弱々しい姿はありません。地元の病院では「わからない」「脳梗塞のせい」などとなかなか診断されず，「治らないのに，なぜ名古屋に行くのか」とまで言われての来院でしたが，たった1回の処方で改善に向かったのです。

▶検査の結果，血清ビタミンB₁₂は欠乏とまではいかず，基準値下限ではありましたが，念のために打ったメチコバール®注射ですぐに食欲が改善したようです。胃を切除して以来，初めて自分から食べ出したそうです。

▶リバスタッチ®パッチの効果で翌日から熟睡するようになり，朝の目覚めもよかったようです。ウインタミン®4mg（夕）は熟睡をうまくサポートしました。途中，ハイテンションになってきたため，リバスタッチ®パッチの貼付時間を24時間より長めにして効力を落とすことで落ちついたそうです。自身でPSPと"診断"した本例の娘は，どの薬がどう効いたかをしっかり分析していました。垂直性注視麻痺は残っているものの，理解力がよくなり，毛髪は黒くなりました。

進行性核上性麻痺は十分に改善が見込める

▶PSPは経験上，LPC症候群のひとつと考えられることから，気をつけていないと前頭葉症状が出現してきます。パーキンソン病（PD）関連疾患ではありますが，筆者はこれまでPD治療薬をPSPの治療に使ったことはありません。もし本例にPD治療薬を使用していたら，幻覚の出現，食欲のさらなる低下などが生じていた可能性があります。それを切り抜けられたのはリバスタッチ®パッチとフェルラ酸含有食品（弱）によるところが大きいものと考えます。本例はシチコリン注射なしで覚醒しました。

▶前医は多発梗塞に注目しすぎたのか，パーキンソニズム，垂直性注視麻痺に気づかなかったようですが，骨が弱く，転倒もしていないのに椎骨の圧迫骨折があり，さらにはベーチェット病も併発しており，満身創痍の状態でした。こういった慢性炎症や飲酒，うつ状態，アパシーの継続で血漿ビタミンB₁欠乏に陥ったのでしょう。初診時に筆者がマルチビタミン欠乏を予想した通りでした（検査の結果，ビタミンB₁₂と亜鉛が基準値下限，ビタミンB₁は欠乏でした）。

▶軽いパーキンソニズムなら，レボドパ・カルビドパ（ドパコール®）チャレンジテスト*の前にリバスタッチ®パッチやフェルラ酸含有食品をぜひ試して頂きたいと思います。それだけで覚醒がみられれば，シチコリン注射やアマンタジン（シンメトレル®）なしで道が開けてくる患者も多い

ドパコール®チャレンジテスト：ドパコール®50mgを朝・夕に飲ませて副作用なく耐えられるかを調べるもの。耐えられるようなら継続する。

です。PSPの治療は決して難しいものではありません。ぜひ積極的に取り組んで下さい。転倒を繰り返す患者を診たら必ず眼球運動を確認して，ドネペジルと抗うつ薬を中止した上でリバスタッチ®パッチを開始すれば，すぐに目標（臨床的完治）の4割程度の改善が見込めます。

▶ もちろん，前医が大量の抗うつ薬を処方していた場合は徐々に減らさないと危険です。神経内科の成書では，PSPには抗うつ薬を推奨しているため要注意です（筆者は禁忌だと考えます）。

メソッドに基づく処方

メチコバール®注射
リバスタッチ®パッチ　4.5mg
ウインタミン®　4mg（夕）
抑肝散　1包（朝）
【フェルラ酸含有食品（弱）　2本 → 4本】

▶ 進行性核上性麻痺は中核薬で改善が見込める変性疾患であり，パーキンソン病治療薬はあまり必要としない

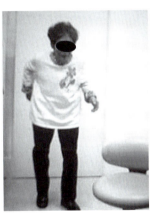

首の後屈が消失し，速く歩けるようになった。

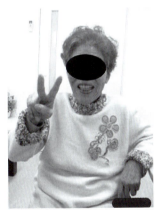

しっかりと覚醒した眼で笑顔を見せてくれた。

コラム

Column リバスチグミンのかぶれ対策

▶筆者がこれまでに外来でリバスチグミン（リバスタッチ®パッチ）のかぶれ対策に導入したものは，①ヘパリン類似物質外用スプレー，②モメタゾンフランカルボン酸（フルメタ®ローション），③ピュアバリア®（スキンケア用保湿ジェル），④ヘパリン類似物質（ヒルドイド®クリーム）の4点です。結論から述べると，かぶれの防止効果は，あとに挙げたほうがより強力です。

▶ヘパリン類似物質外用スプレーは，主に乾燥肌の患者（高齢者，透析患者，皮膚疾患患者など）に使用します。メリットは，大容量（100g）のため介護者の手を煩わせることなく広範囲に噴霧できることですが，かぶれ防止効果は強くありません。しかし手軽に噴霧できるためか，再処方を求める患者・家族が半数くらいいます。

▶かぶれと聞いて最初に思い浮かぶのはステロイドですから，当院では次にストロングのフルメタ®ローションを導入しました。パッチを貼付する15秒前に塗布してかぶれを予防したり，パッチを剝がした後の発赤に対して使用したりします。クリームや軟膏のタイプは乾燥に時間がかかり，かつパッチが剝がれやすくなるため適していません。

▶ピュアバリア®は，予想以上に効果的でした。もともと24時間心電図の電極の脱落やかぶれ予防に開発されたもので，漢方の温清飲が配合されているため，予防にもかぶれ治療にも使用でき，ステロイドより効果があります。パッチを貼付する15秒前に塗布します。室谷ら[1]によると，保湿剤のみと保湿剤＋温清飲を比較した場合，有意にかゆみスコアが抑制されたそうです。また，テープの剝がれにくさ（引っ張り強度）を比較した結果，温清飲配合ジェルはヒルドイド®，ジフェンヒドラミン（レスタミン®），ベタメタゾン・ゲンタマイシン（リンデロン®）を先行塗布した場合より剝がれにくかったとしています。

▶かぶれを最も確実に予防する方法は，リバスタッチ®パッチ使用の1週間ほど前から，貼付予定部位の皮膚にヒルドイド®クリームを塗布して保湿を強化しておいた状態でパッチ貼付を始めることです。工藤ら[2]によれば，66例中63例（95.5%）が，ステロイド外用薬などの追加治療を要する皮膚症状もなくリバスタッチ®パッチ18mgまで増量可能であり，全例6カ月以上治療を継続できたとしています。また，同じヒルドイド®でも軟膏やローションでなくクリームが効果的であることがわかっています。

▶すなわち，日頃からヒルドイド®クリームで手当てしておき，パッチを貼

付する直前にピュアバリア®を併用することで，およそ25%の患者でかぶれが出現していたものが5%に減ることになります。

▶残念ながらピュアバリア®は薬事法では化粧品に分類され，保険適用はないため，医師が60g入りのチューブを購入して容器に小分けし，自費販売する形などで対応します（最近は市販されています）。それが難しいようなら，ヒルドイド®クリームとフルメタ®ローションの処方を推奨します。

●文　献

1) 室谷典義，疋田　聡，大林弘明，他：テープが剥がれない．腎と透析 69：256-258．2010.

2) 工藤千秋，山川伸隆，中村　祐，塩原哲夫：保湿剤の塗布がリバスチグミン貼付剤の皮膚症状を軽減させる―皮脂欠乏症を伴う認知症患者に保湿剤を貼付1週間前から塗布する有用性の検討．日早期認知症会誌 6：98-102．2013.

CASE 31 強いすくみ足が長期先行する進行性核上性麻痺の歩行が3週間で改善した例

67歳，男性。
HDS-R 22点。
進行性核上性麻痺（PSP-PAGF）
妻が歩行に付き添い，眼前に目標を置かないと足が出ないほどのすくみ足がみられました。当院を受診する以前に2箇所の大学病院で進行性核上性麻痺（PSP）と診断されていました。ほとんどパーキンソン病（PD）に近い歩行を示す非定型のPSPで，PSP-PAGF（後述）と呼ばれる疾患でした。80歳の兄もPSP（発病65歳）で寝たきりです。

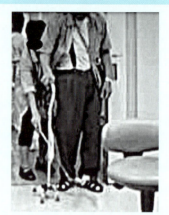

前医の処方
▶レボドパ・カルビドパ（メネシット®）100mg×12錠
▶ドネペジル 10mg
▶アマンタジン（シンメトレル®）50mg×6錠

進行性核上性麻痺の急激な悪化

▶発病は60歳のときで，自転車で転倒するようになり，歩行時も平衡感覚が悪いように見えたそうです。やがて歩行緩慢となり，3年前に大学病院でPSPと診断され，翌月には特定疾患（当時）の認定を受けました。その翌年には松葉杖が必要となり，1年前にセカンドオピニオンを求めてさらに別の大学病院を受診したものの，やはりPSPとの診断だったそうです。その後，膝の骨折，尿失禁が相次いで起こって車いす使用となり，さらに3カ月後には夢と現実を混同するようになり，顔つきも変化し，記憶が悪化したことから，家族は「認知症になった」と悟ったそうです。

▶その後も，肋骨骨折，その2カ月後には脊椎圧迫骨折，さらに翌月には尿失禁が顕著となりました。まさに坂道を転げ落ちるような急激な悪化です。そのような中で当院を受診されました。

▶まずCTを撮影しましたが正常圧水頭症の合併はありません。嚥下障害もあるそうですが，話し方はとても速く，構音障害を予想していた筆者には意外でした。眼球を動かすように伝えたのですが，まったく通じないことから意味性認知症（SD）でした。ピックスコア7点，レビースコア7点のレビー・ピック複合（LPC）症候群であり，語義失語があるものの，

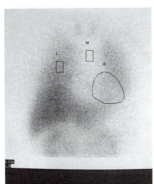

図1 MIBG心筋シンチグラフィ
早期取り込みはH/M比1.5のPDレベルであり，大学病院ではPDとPSPで意見がわかれたが，結局PSPと診断され，別の大学病院でもPSPと診断された。

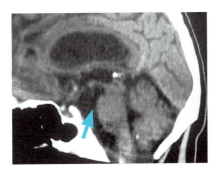

図2 マルチスライスCT画像
ハミングバードサイン陽性（MRIのほうがわかりやすい）。

改訂長谷川式スケール（HDS-R）が22点もあるところが純粋な前頭側頭葉変性症（FTLD）のSDと異なる点でしょう。

▶MIBG心筋シンチグラフィでは，心臓の取り込みはPDレベルでしたが，大学病院では臨床的にPSPと結論されたそうです（図1）。握力は左右とも18kgであり，大脳皮質基底核変性症（CBD）も否定的です。幻視は軽いもののテレビ番組の出演者の問いに答えてしまう状態です。マルチスライスCT画像ではハミングバードサインもあるように見えるので，筆者としてもPSPとの診断でよいだろうと思いました（図2）。

歩行をサポートする処方

▶前医から処方されていたのは，メネシット®1,200mg（100mg×12錠），ドネペジル10mg，シンメトレル®300mg（50mg×6錠）という驚くほど大量の薬剤でした。本例の「お薬手帳」を見た瞬間，筆者はおそらく本例を治せるだろうと思いました。これだけの量を処方されていて軽い幻視しかないことは，DLBを否定する材料でもあります。

▶まずはドネペジルを中止してメネシット®を半減し、妄想を誘発するシンメトレル®も半減しました。リバスチグミン（リバスタッチ®パッチ）4.5mgに替え、1回の処方で治すためにフェルラ酸含有食品（強）2本を推奨しました。もし仮にPD治療薬が効いていたとすれば、本例は歩けなくなるでしょう。その点を考慮してリバスタッチ®パッチとフェルラ酸含有食品で歩行をサポートしたのです。

進行性核上性麻痺のとらえ方と亜型について

▶過去に経験した筋強直性ジストロフィーの1例もSDであり、LPC症候群として2つのスコア（レビースコアとピックスコア）で捕えられたのは今回も同じでした。筋強直性ジストロフィー症例と本例とを比較してみると（図3）、どちらもおちゃらけた感じはないことから、ピック病ではなくSDとしてのFTLDです。ピックスコア、レビースコアを行うことによってLPC

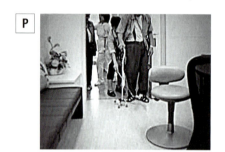
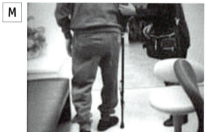

歩行の様子

HDS-R	P	M
得点	22点	16点
数字関係	2/4	1/4
遅延再生	2/6	6/6
語義失語	軽度	中等度
錯語	なし	あり

ピックスコア	P	M
スコア	7	6.5
不機嫌	1	1
横柄さ	1	
集中力	1	1
FTLD検出セット		1
聞き直し	2	
鼻歌		2
盗食	1	
衝動性		1
ナイフの刃様萎縮	1	0.5

レビースコア	P	M
スコア	7	6
幻視	2	2
寝言	2	
嚥下障害	1	1
まじめ	1	
傾眠	1	1
振戦		0.5
傾斜		1.5

図3 進行性核上性麻痺（本例）と筋強直性ジストロフィーのスコア比較
P：本例＝進行性核上性麻痺（67歳、男性），M：筋強直性ジストロフィー（63歳、男性）

症候群として大きく把握した患者群の中にCBD，PSP，多系統萎縮症（MSA）が潜んでいると間違いなくいえるでしょう。

▶プライマリケア医は，LPC症候群と認識した患者に対して本当にDLB＋FTLDなのかと自問し続け，ある日その患者がPSPなりCBDなのだと気づく日が来ます。その時点でその医師は神経内科専門医のレベルを超えたといえるでしょう。しかもコウノメソッドでは，PSPはリバスタッチ®パッチ，フェルラ酸含有食品，シチコリン注射で大方改善することがわかっているため，2週間以内に確実に改善させることができます。歩行の改善に対してPD治療薬以外の治療の引き出しをもち，ドネペジルがドパミンを相対的に減少させることを知ってさえいれば，PSPは治療のできない難病ではありません。

▶MSAやCBDでは，ほとんど幻覚は出現しません。MIBG心筋シンチグラフィが実施でき，H/M比が高ければCBD，PSP，MSAの可能性が一気に高まります。本例の歩行の特徴は，PDでしかみられないと思えるほどの猛烈なすくみ足だったことです。筆者はPSPでここまで足がすくむ患者を診察したのは初めての経験でしたが，2つの大学病院でも間違いなくPSPとの診断がついていました。

▶PSPの亜型（非典型例）について調べてみると，PSP-PAGF（pure akinesia with gait freezing；PAGF，歩行あるいは発語のすくみ症状が長期間先行するPSP）というタイプが存在することがわかりました（表1）[1]。本例はまさにこのタイプだったのです。そうであればなおのこと，ドパミン阻害薬であるドネペジル10mgは処方してはならないと考えるべきだと思います。

表1　進行性核上性麻痺の亜型

タイプ	省略記号	特徴
典型例	NINDSのSPSP	典型症状
非典型例	PSP-P	眼球運動正常。安静時振戦。レボドパ有効。経過中にPSP的になる。
	PSP-PAGF	すくみ足。5年以内には眼球運動障害，認知症，固縮，振戦起きず。レボドパ無効。
	PSP-CBS	左右差などCBDを思わせる。剖検して初めてPSPとわかる。
	PSP-PNFA	症状はFTLDの範疇だが，剖検して初めてPSPとわかる。
	PSP-cerebellar ataxia	早期から失調性歩行。だれもが脊髄小脳変性症と思う。

典型例：National Institutes of Neurological Disorders and Stroke-Society for PSP（NINDS-SPSP）に基づく診断基準。
P：parkinsonism，PAGF：pure akinesia with gait freezing，CBS：corticobasal syndrome，PNFA：progressive non-fluent aphasia

（文献1より引用改変）

進行性核上性麻痺に対する処方

▶ 筆者の処方により，本例は受診翌日から尿失禁が消え，4日で頭のもやもやが消えたといいます（シチコリン注射は行っていません）。通常，DLBは薬剤過敏性があるのでフェルラ酸含有食品（弱）から開始しますが，本例はPSPであり薬剤過敏性はなく，歩行を改善させたかったので，フェルラ酸含有食品（強）を選択しました。メネシット®はさらに減量できるでしょう。

▶ 初診時は横に妻がついていないと歩けない状態でしたが，3週間後の再診時には，杖に目標を張りつけて，足がすくんだら自分で目標を前に置いて歩くことができるようになっていました。つまり付き添いが不要になったのです（図4）。今後の対応としては，リバスタッチ®パッチを9mgに上げずに4.5mgで継続することです。

▶ 本例を含め，当院を訪れたPSPは全例を改善に導くことができました。しかもすべて1回の処方で改善しています。**PSPにはリバスタッチ®パッチ＋フェルラ酸含有食品で，治療法は確立したといえる**でしょう。レボドパが効かない変性疾患（PSP，CBD，MSAなど）は，前頭葉機能の賦活によって歩行ができるようになります。リバスタッチ®パッチは右前頭葉血流を有意に増加させます[2]。

初診時	3週間後
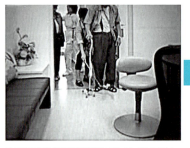	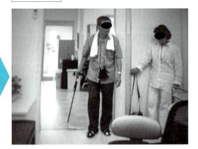
妻が足の前に目標を置かないと歩けない。	1人ですんなりと入室してきた。

図4 歩行の変化

CASE 31 ● 強いすくみ足が長期先行する進行性核上性麻痺の歩行が3週間で改善した例

メソッドに基づく処方

ドネペジル　中止
リバスタッチ®パッチ　4.5mg
メネシット®　600mg
シンメトレル®　100mg
【フェルラ酸含有食品（強）　2本】

金言 ▶進行性核上性麻痺にはリバスタッチ®パッチ＋フェルラ酸含有食品が有効である

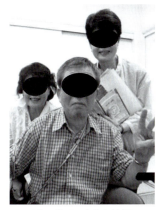

3週間後の様子。家族も笑顔。

● 文　献

1) 伊藤瑞規, 渡辺宏久, 祖父江元：臨床編　前頭側頭葉変性症とその関連疾患　進行性核上性麻痺（PSP）の疾患概念とPSP診断基準．日本臨牀 69：394-398，2011.
2) Stefanova E, Wall A, Almkvist O, et al：Longitudinal PET evaluation of cerebral glucose metabolism in rivastigmine treated patients with mild Alzheimer's disease．J Neural Transm 113：205-218，2006.

コラム

Column

栄養改善は高齢者医療の基本

▶図1は，初診時には車いすで，まったく食事が摂れなかった女性患者の様子です．もちろん，食欲を失うような内科的合併症（心不全，膠原病，胃潰瘍，肺気腫など）や薬剤を除外することから始まるのですが，認知症である本例に中核薬を処方する前に，食事を摂れるようにしなければなりません．

▶本例に対しエンシュア®リキッドによる栄養改善を図ったところ，1年後には普通に歩き，毛髪も黒くなりました．

II-3　前頭側頭葉変性症

127

▶現在，筆者が多用するのはスルピリド（ドグマチール®）やポラプレジンク（プロマック®D）ですが，高エネルギー飲料で急場をしのぐことも必要ですし，シチコリン注射で覚醒させることで食べられるようになる場合もあります。鉄剤の投与やアルブミンの合成促進を心がけることも必要です。

▶認知症外来において非常に役立つセットを表1に挙げます。忙しい診療の中で使って頂くと大変便利だと思います。

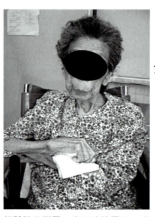 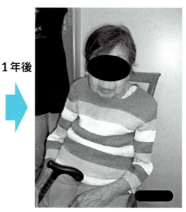

初診時の様子。車いす使用で，まったく食事が摂れなかった。

白髪部分も黒くなった（染めていない）。車いすから杖歩行になっている。

図1　エンシュア®リキッドによる栄養改善

表1　コウノメソッドの基本セット（ハッピーセット）

ハッピーセット名	代表的な組み合わせ
ピックセット	ウインタミン® 4mg＋6mg 【フェルラ酸含有食品（弱）×2本】
レビーセット	リバスタッチ®パッチ 9mg メネシット® 150mg 抑肝散 2包 【フェルラ酸含有食品（弱）×2本】
食欲セット	ドグマチール® 50mg（30日以内に中止） プロマック®D 75〜150mg 高エネルギー飲料 シチコリン注射 1,000mg
歩行セット	リバスタッチ®パッチ 9mg前後 メネシット® 50〜150mg
睡眠セット （かなり重度）	ロゼレム® 8mg ベンザリン® 7mg クエチアピン 12.5mg

※用量や使用の可否は患者個々によって異なる。

CASE 32 進行性核上性麻痺に生じた薬剤性ジスキネジアを4カ月半で改善させた例

70歳，女性。
パーキンソンタイプの進行性核上性麻痺（PSP-P）
最初の頃は歩行できていたものの車いす使用となり，全身に強いジスキネジア（不随意運動）が現れていました。

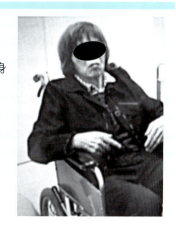

| 前医の処方 | ▶ドネペジル 10mg
▶メマンチン（メマリー®） 10mg
▶レボドパ・ベンセラジド（マドパー®） 3錠 |

薬剤性ジスキネジアの治療

▶パーキンソン病（PD）の治療薬を長期間続けることによって，患者自身の意思とは関係なく身体が勝手に動いてしまう症状が現れることがあり，これを**薬剤性ジスキネジア**といいます。動かない病気を治す薬なので，副作用は動きすぎるというわけです（図1）[1]。ジスキネジアを発症してしまうと，コントロールが非常に困難です。

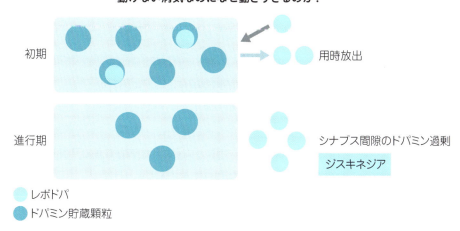

図1　ジスキネジアが起こる理由　　　　　　　　　　（文献1を参考に作成）

▶本例は初診からずっと注意して診察していた患者で，診察のたびにビデオを撮影していました。どうやって治したらよいのかと悩むほど激しい不随意運動がみられ，4カ月半にわたって，患者も筆者も非常に苦しみました。

▶前医はドネペジル10mg，メマリー®10mg，マドパー®3錠を処方していました。マドパー®3錠のみでこれほどまでに薬剤性ジスキネジアが悪化した理由は，ドネペジルが余計だからでしょう。本例にはピック症状もあるため，PDではなくPSP-Pと思われました。したがって，リバスチグミン（リバスタッチ®パッチ）2.25mgを試みた時期もあったのですが，結果的にそれは不要（失敗）でした。

▶ひどいジスキネジアで体全体が揺れているような状態だったので，神経内科学の成書にもあるように，ひとまずはいったん歩けないようにしました。3カ月経っても車いす使用のままで，振戦もとまらなかったので焦りましたが，最終的に効いたのは，次の変更でした。

▶すなわち，レボドパ・カルビドパ（ドパコール®）50mg錠2.5錠を5錠に増量，アロチノロール10mgを15mgに増量，アマンタジン（シンメトレル®）150mgを200mgに増量（シンメトレル®ダブルロケット*），リバスタッチ®パッチ2.25mgを中止，クロルプロマジン（ウインタミン®）12mgを8mgに減量，です。サプリメントや点滴は行っていません。

▶診断は，易怒などPick complexのある患者なので，PDではなくPSP-Pであるとの考えは変わりません。保険診療の範囲で治療できたことも大きいです。

▶筆者は当院でこれまで3例の猛烈なジスキネジアの患者を診察しましたが，時間はかかったものの，3例とも完璧に改善させることができました。ジスキネジアを消すコツは，①いったん歩けなくなることを覚悟すること，②前医のPD治療薬をコウノメソッド推奨薬に置き換えていくこと，③可能ならFG療法（フェルラ酸含有食品＋グルタチオン点滴）の助けを借りること，です。本例の場合，FG療法は用いず，シンメトレル®ダブルロケットの助けを借りました。経験的に，古くからある薬は副作用も軽く，よいものが数多くあります。コウノメソッドで推奨しているPD治療薬はすべて従来から用いられてきた薬剤であり，薬剤性ジスキネジアを起こしにくいものばかりであるともいえます。

シンメトレル®ロケット：シンメトレル®を朝や昼に高用量服用させることで，本来の覚醒作用を強く発現させるコウノメソッドの手法。朝のみの投与を「シングルロケット」，朝・昼の投与を「ダブルロケット」と呼んでいる。

CASE 32 ● 進行性核上性麻痺に生じた薬剤性ジスキネジアを4カ月半で改善させた例

メソッドに基づく処方

ドパコール®　125mg → 250mg
シンメトレル®　150mg → 200mg
アロチノロール　10mg → 15mg
リバスタッチ®パッチ　2.25mg → 中止
ウインタミン®　12mg → 8mg

金言 ▶新薬はおしなべて従来薬より優れているように広報されるが，必ずしもそうとはいえない

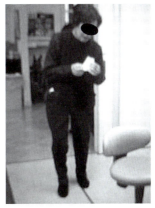

マスクを外しながら診察室に歩いて入ってくるほどの余裕がある。保険診療の範囲で改善させることができた。

● 文　献

1) 水野美邦：パーキンソン病の診かた，治療の進めかた．中外医学社，2012．

II 改善症例集 ● 前頭側頭葉変性症

CASE 33 進行性核上性麻痺のアパシー改善に N-アセチルシステインが寄与した例

80歳,女性。
HDS-R 27点→16点→0点。
4年ほど前の初診時からボーッとした感じのアパシーのある女性で,予感はしていたのですが,やはり進行してきました。最初はレビー小体型認知症(DLB)と考えていましたが,ピックキャラクターとなったことから,進行性核上性麻痺(PSP)と思われます(図1)。診察室でも衝動的な立ち去り行動などがみられるようになり,食事が摂れなくなっていきました。

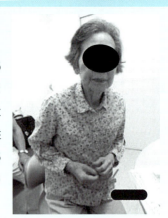

N-アセチルシステインの活用

▶ 4年ほどの経過の中で,寝たきり状態に向かっていたことは明らかでした。こうした場合,これまではシチコリン注射を必ず実施していたのですが,サプリメントのほうがマッチする患者もいるため,本例もサプリメントを取り入れて自宅で療養することにしました。

▶ 明らかにドパミン欠乏と思われたため,グルタチオン点滴の代わりにグルタチオン前駆体のサプリメント,N-アセチルシステイン(NAC)を推奨したところ,起死回生に食事が摂れるようになり,体も柔らかくなって,表情も出てきました。

▶ NACは改善率は低いものの,一部の患者(認知症,変性疾患など)にとっ

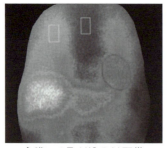
心臓への取り込みは正常

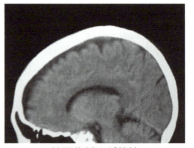
前頭葉だけが萎縮

図1 MIBG心筋シンチグラフィとCT画像

CASE 33 ● 進行性核上性麻痺のアパシー改善にN-アセチルシステインが寄与した例

NACは癌転移を促進するという説があるが，マウスの実験ではNAC200mg/kg，すなわち60kgの体重の人が毎日600mgカプセルを20個飲み続ける量であり，あまり気にすることはないと考える[3]。

て必須のサプリメントといえます[1]。高齢者の術後の認知機能低下を防ぐともいわれます[2]。NAC600mgカプセルは米国からの直輸入品ですが，インターネットで日本語でも購入が可能です*。米国は自費医療が主流のため，サプリメントが非常に豊富です。効果が確実で，保険薬の代わりをするケースがあります。「何となく体によさそう」という感じではなく，明確に変化を実感できるものも少なくありません。

メソッドに基づく処方

クロルプロマジン（ウインタミン®）　12mg
リバスチグミン（リバスタッチ®パッチ）　4.5mg
アロチノロール　2.5mg×2
レボドパ・カルビドパ（ドパコール®）　25mg×2
【N-アセチルシステイン　1,200mg】

金言 ▶海外のサプリメントは，思わぬ効果を示しうる

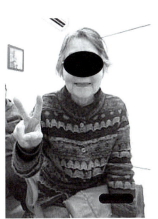

4カ月後の様子。NACの摂取をきっかけに別人のようにふっくらして笑顔もみられるようになった。

● 文　献

1) Skvarc DR, Dean OM, Byrne LK, et al：The effect of N-acetylcysteine (NAC) on human cognition - A systematic review. Neurosci Biobehav Rev 78：44-56, 2017.
2) Skvarc DR, Dean OM, Byrne LK, et al：The Post-Anaesthesia N-acetylcysteine Cognitive Evaluation (PANACEA) trial：study protocol for a randomised controlled trial. Trials 17：395, 2016.
3) Piskounova E, Agathocleous M, Murphy MM, et al：Oxidative stress inhibits distant metastasis by human melanoma cells. Nature 527 (7577)：186-191, 2015.

Ⅱ 改善症例集 ● 前頭側頭葉変性症

CASE 34 歯状核赤核淡蒼球ルイ体萎縮症の歩行が30分で改善した例

44歳，女性。
歯状核赤核淡蒼球ルイ体萎縮症
初診時，前医（神経内科）がタルチレリン（セレジスト®）を処方していたことから，多系統萎縮症（MSA）なのだろうと考えました。しかし，筆者がこれまで診てきた50歳代のMSAとは様相が異なり，違和感を覚えました。小脳失調歩行で，介助者が1人では不十分なほどの不安定さでした。

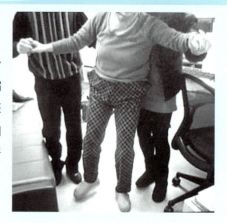

| 前医の処方 | ▶セレジスト® |

遺伝性脊髄小脳変性症の症状

▶本例は，筆者が初めて診た遺伝性の脊髄小脳変性症でした。既に公立病院で遺伝子検査を行い，3年前に歯状核赤核淡蒼球ルイ体萎縮症（DRPLA）と診断が確定されていました。

▶非常に特徴的なのは，体が舞踏病様に動き続け，ぴくついていることでした。筆者はこれまで，このような様子の患者は見たことがありませんでした。ハンチントン舞踏病の患者を見たことはありますが，ぴくつきはなく，本例とは違います。ピック病の末期ではぴくつきはみられますが，舞踏は起こらないものです。本例は39歳のときからいずれも起きているといいます。筋力低下というより，ぴくつくので箸を落としてしまったり，トイレに入っても，激しく尻から落ちるように座るため，便座を破損してしまったこともあるそうです。

▶本例の家系には，本例を含めて同じ病気の人が5人おり，そのうち姪と甥は本例よりも若く，しかも重症の要介護5だそうです。母親と叔母がさかのぼれる患者のトップで，母親は27歳のときにてんかんが始まり，32歳のときにテーブルに頭をぶつけて亡くなっています。

▶CT画像では大脳も小脳も激しく萎縮しています（図1）。ちなみに，遺伝

性脊髄小脳変性症のうち，てんかん，認知症，精神症状（幻視），舞踏アテトーシス，ミオクローヌス，40歳代というキーワードでインターネット検索して行き当たる病名は，DRPLAのみです（表1）[1]。

▶ピック症状＋パーキンソニズムといえばKerteszのPick complexですが，本例にみられるのは頭頂葉の萎縮であり，ピック症状のない認知症です。日本人に圧倒的に多い脊髄小脳変性症はSCA3だそうですが，本例はそうではありません。

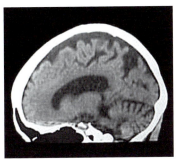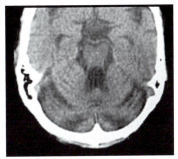

大脳・小脳の高度萎縮

図1　CT画像

表1　常染色体優性（顕性）脊髄小脳変性症

症候	第一候補群	第二候補群
純粋小脳失調	6, 31	5, 11, 14, 15, 22
認知症	17, DRPLA	2, 13, 19, 21
精神症状	DRPLA, 17	3, 27
てんかん	DRPLA, 10	17
舞踏アテトーシス	DRPLA, 17	1
ミオクローヌス	DRPLA	2, 19
振戦	2, 8, 12	16, 21, 27
パーキンソン症候群	3, 12	2, 21
痙性	3, 18, 25	1, 4
末梢神経障害	3, 18, 25	1, 4
外眼筋麻痺	3, 1	
緩徐眼球運動	2	7, 1, 3
網膜色素変性症	7	

たとえば5は，SCA5のことを指す。
DRPLA：歯状核赤核淡蒼球ルイ体萎縮症，SCA：脊髄小脳失調症

（文献1を参考に作成）

歯状核赤核淡蒼球ルイ体萎縮症の治療

▶ 5年間飲んできたセレジスト®はまったく効かないといいます。遺伝性脊髄小脳変性症は日本では優性（顕性）遺伝，欧米では劣性（潜性）遺伝が多く，2009年までに31型発見されていますが，認知症を起こすのは，SCA17とDRPLAのみです（SCA1，2も認知症になるとする成書もあります）。認知症外来にDRPLAの患者が訪ねて来たというのは，何かの縁なのでしょう。

▶ 無料点滴開始から30分後，歩行距離は明らかに延び，患者本人も「よくなった，よくなった」と大きな声で喜びを表現しました。処方としては，リバスチグミン（リバスタッチ®パッチ）2.25mg，クロルプロマジン（ウインタミン®）4mg＋4mg，アマンタジン75mg×3とし，フェルラ酸含有食品（弱）を推奨しました。

▶ その後本例は10日ごとに点滴に来院し，その都度「効果がある」と述べています。

メソッドに基づく処方

コウノカクテル
（無料点滴：グルタチオン　2,600mg ＋ シチコリン　250mg ＋ 幼牛血液抽出物［ソルコセリル®］　4mL）
歩行セット（リバスタッチ®パッチ ＋ 【フェルラ酸含有食品】）

金言 ▶ 抗酸化物質の大量投与は，難病にも奏効する可能性がある

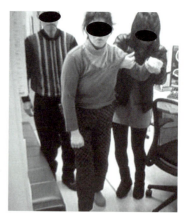

点滴から30分後。軽く介助するだけでバランスよく前に進めるようになった。

●文　献

1) 西澤正豊，編：小脳と運動失調―小脳はなにをしているのか〈アクチュアル脳・神経疾患の臨床〉．中山書店，2013．
2) Kertesz A, Munoz DG, ed：Pick's Disease and Pick Complex. Wiley-Liss, 1998.

Ⅱ 改善症例集

4 レビー小体型認知症

Ⅱ 改善症例集 ● レビー小体型認知症

KONO METHOD 4 レビー小体型認知症

レビー小体型認知症（DLB）は，脳内アセチルコリンとドパミンの両方が低下しているために，アセチルコリンだけを賦活する薬剤（ドネペジル）を常用量処方してしまうと歩行障害が起こります。

認知症の患者には，全員にレビースコア（表1）をつけてみることが推奨されます。このスコアが3点以上ならDLBの可能性が高くなります。このスコアを採点するのが手間なら，せめて肘の歯車現象（歯車様筋固縮）がないかどうかは確認して頂きたいものです。少なくともドネペジルやリスペリドン（リスパダール®），スルピリド（ドグマチール®）を処方するなら必ず調べるべきといえます。筋固縮が強いならこの3種の処方は控えなければなりません。

また多くの神経内科医がDLBと診断できているのにドネペジル5mgを処方してしまうことは非常に残念です。

筆者はかねてからドネペジルの少量投与を推奨してきましたが，2011年に専門書（『レビー小体型認知症　即効治療マニュアル』，フジメディ

表1　レビースコア

	調査項目	フルポイント	スコア
問診	薬剤過敏性（風邪薬などが効きすぎる）	2	
	幻視（2点），妄想（人がいるような気がする：1点）	2	
	意識消失発作（明らかなてんかんは除く）	1	
	夜間の寝言（1点），叫び（2点）	2	
	嚥下障害（食事中にむせるか）	1	
	趣味もない病的なまじめさ	1	
問診診察	日中の嗜眠，1時間以上の昼寝	2	
	安静時振戦	1	
診察	肘の歯車様筋固縮（2点），ファーストリジッド*（1点）	2	
	体が傾斜することがある（2点，軽度なら1点）	2	
	合計	16	

合計点数が3点以上ならDLBの可能性が高い（アルツハイマー型認知症ではない）。

＊ファーストリジッド：最初の屈伸時のみ抵抗があること。

カル出版）を出版したことで，DLBの仕事がひとまず完成しました。しかし，従来通り，薬の効果が現れなければ増量を考える医師はまだ多く，筆者にセカンドオピニオンを求めて遠方から来院する大勢の患者の処方を拝見するにつけ，DLBの治療はいまだに進歩していないと思わざるをえないことがあります。

進行性核上性麻痺（PSP）の治療も同様ですが，神経内科医の中には，患者の歩行はパーキンソン病（PD）治療薬でしか改善させることはできないと考えていると思われる医師もいます。長年PDと戦ってきたための，いわば職業病のようなものなのかもしれません。

DLBの歩行を改善させる方法は，① ドネペジルを減らすこと，② リスパダール®を1日も早く中止すること，③ 抗うつ薬を大幅に減らすこと，④ シチコリン注射で覚醒させること。これがコウノメソッドにおいてPD治療薬を増量する前に行うべき鉄則です。これらなしに患者の歩行を改善させることは難しいでしょう。

ドネペジル5mgを処方しながらPD治療薬を増量するという処方が起こすトラブルはきわめて深刻です。ドネペジルを筆者が推奨するような0.5mg，1.67mgなどといった低用量で調剤できない場合には，ドネペジルを処方するのを中止して，リバスチグミン（リバスタッチ®パッチ）を処方して下さい。歩けるようになるはずです。

筆者が「認知症は，神経内科や精神科の処方の付け足しでは治せません」と繰り返し述べてきた通り，"DLB学"とでもいうべき独特の処方術を体得して頂かないと，著効例は出せないと思います。

神経内科医が認知症の専門家であるとは筆者は思いません。「自分は本当に認知症をうまく改善させているだろうか」とよく考え，頭を白紙にして（神経内科学をいったん完全に忘れて），この先をお読み頂きたいと思います。患者が治らないことを病気や薬のせいにしてはなりません。

◎

2014年にドネペジル（アリセプト®）がDLBに適応承認されたときは，筆者は大変驚きました。このような認可がなされると，「DLBなら全員アリセプト®を処方してよいのだ」と考えられてしまう恐れがあります。

DLBには個人差が大きく，PDに近い患者の場合は，ドネペジルは禁忌ですらあります。また5mg以上だと幻視を誘発する可能性もあります。パーキンソニズムや周辺症状を絶えずチェックしながら，慎重に用量を設定するよう注意したいものです。

また，既に後発品があるのに先発品（アリセプト®）しか処方できないと

いう規則に対しては，医療費増大の時代に疑問を感じる方も多いでしょう。個々の臨床医の良識が問われているものと筆者は思います。

コラム
Column
認知症と発達障害の薬剤反応性は釣鐘状

▶筆者はドネペジルを1999年11月から処方し始め，日本で最も多くの患者数を経験してきました。その中で気がついたのは，中核薬には患者個々において用量の「ピーク」があって，それ以上に増量すると病状が悪化していくという現象でした。これはドネペジルだけでなく，ガランタミン（レミニール®）やリバスチグミン（リバスタッチ®パッチ）にもいえることです。ですからコウノメソッドでは「効いたらとめろ」を金言としてきたのです。

▶なぜそうなるのかと聞かれても，理由はわかりません。しかし，科学的に証明されていないこと＝間違いであると決めつけることはできません。なぜなら，ヒトの体はヒトが解明できるほど単純ではないからです。

▶反対に，血中濃度だけで物事を語ること，用量依存性（増量するほどよくなる）をやみくもに主張することは，科学的に正しい姿勢といえるでしょうか。そのような主張は，筆者に言わせれば，残念ながら臨床医としての資質を問われるもの（患者を観察していない）だと思います。

▶発達障害診療の第一人者である児童精神科医・杉山登志郎先生の著書[1]の副題には，「少量処方」というキーワードが明示されています。記された抗精神病薬の用量は驚くほど少なく，「ここに記した少量処方はエビデンスはなく，エキスパート・オピニオンに属するが，フィールドワークから得た知見である。若い精神科医による今後の科学的検証を期待したい」と語られています。

▶コウノメソッドにおける少量処方の意義は，既に300人以上のコウノメソッド実践医によって10年にわたってフィールド（臨床）で認められています。また，少量処方は他書[2]でも推奨されています。

● 文　献

1) 杉山登志郎：発達障害の薬物療法— ASD・ADHD・複雑性PTSDへの少量処方. 岩崎学術出版社, 2015.
2) 平川　亘：明日から役立つ認知症のかんたん診断と治療. 日本医事新報社, 2017.

CASE 35 抑肝散のみで集中力が増し，相手の目を見るようになった例

83歳，女性。
レビー小体型認知症
10年以上前の症例です。3年以上通院していましたが，筆者の記憶の限り，一度も筆者の顔を見たことがありませんでした。外斜視のためかと思ったこともありますが，やはりいつも上の空で，筆者の存在自体を意識していない様子でした。

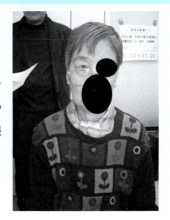

抑肝散の作用

▶ パーキンソニズムはなかったので，ドネペジル，ニセルゴリン（サアミオン®）などを処方していましたが，改善がみられないので，幻視，妄想を制御するために抑肝散5gのみに処方を切り替えてみました。すると表情が和らいで，筆者の目を見て笑うようになりました。これには驚き，初診時の写真を探したところ，実は初診時はこちらを見ていたことがわかったのです（図1）。

▶ あとになって考えると，本例はレビー小体型認知症（DLB）特有の軽い意識障害があって相手を認識しなかったのが，抑肝散で集中力が増して周

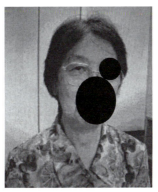

図1 初診時の様子
こちらを見ることができている。

囲に気づき始めたのだと理解できます。長い間相手を見なかったのですが，症状が進行する前は見ていたということが確認できました。DLBの進行で"夢の世界"に入っていた意識が，抑肝散によって引き戻されたということです。

▶抑肝散は抑制系薬剤に分類されますが，認知機能を少し高める作用もあることが経験上感じられます。集中力や意識を高めるための二次的な認知機能改善なのか，直接作用があるのかは明確ではありませんが，結果としてはDLBでボーッとしている患者に改善例が多いのは確かです。ですからアルツハイマー型認知症（ATD）やピック病といった覚醒系の疾患にはあまり効果を示しませんが，DLBと，クロイツフェルト・ヤコブ病のようにせん妄を合併した意識障害系認知症には第一選択の抑制系薬剤であると考えてよいでしょう。

年齢・疾患別の抑制系薬剤の適応

▶若年における精神疾患から高齢の（エネルギーが弱い）認知症に至る抑制系薬剤の適応を概念図（図2）としてまとめました。若年の患者はエネルギーが強いので，リスペリドン（リスパダール®）やクロルプロマジン（ウインタミン®）を用いてもよいのです。中年期以降はクエチアピン（セロク

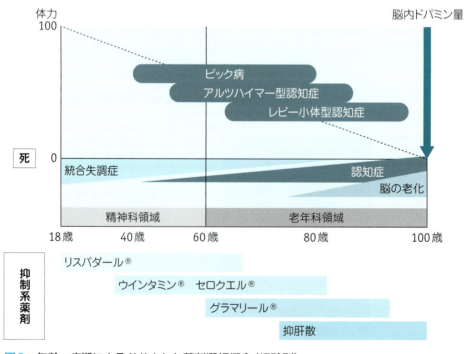

図2　年齢，病期によるおおまかな薬剤選択概念（経験則）

エル®），高齢になってきたらチアプリド（グラマリール®），抑肝散と，抑制系薬剤もマイルドなものに変えていくのが妥当であると考えられます。
▶疾患別に体力（エネルギー）を考えると，エネルギーが強い順に，①ピック病，②ATD，③DLBであり，脳内ドパミンもこの順に減少していきます。ですから，最も強い抑制系薬剤といえるリスパダール®を最も弱い体力のDLBに処方することがあってはならないのです。抗精神病薬を若年用の用量で認知症患者に処方した場合，その処方に耐えられるのはエネルギーの強いピック病患者だけだと思います。

メソッドに基づく処方

抑肝散　5g（2包）

▶抑肝散には集中力を増す作用がある

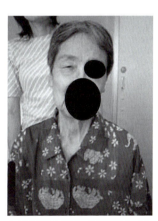
4カ月半後の様子。表情が優しくなって，相手をじっと見て笑うようになった。

コラム

Column

レビー・ピック複合（LPC）の定義

▶レビー・ピック複合（Lewy–Pick complex；LPC）とは，レビー小体型認知症（DLB）と前頭側頭葉変性症（FTLD）の症状を併せもつ認知症患者の病名・概念で，筆者が2012年9月2日に「認知症ブログ」において発表したものです。定義は「レビースコア3点以上かつピックスコア4点以上であり，CT画像における脳萎縮がFTLDを支持していること」としています。合併するFTLDは意味性認知症であったりピック病であったりします。もともと発達障害の注意欠如・多動性障害（ADHD）やアスペルガー症候群の症状（陽性症状）を残した高齢者がDLBになるとピック症状を同時にもつようにみえるため，この場合もLPCと観察されます。

▶多くのLPCは語義失語を伴うため，HDS–Rは7点前後となります。せん妄にはシチコリン注射，陽性症状にはクロルプロマジン（ウインタミン®）がマッチするので，治療薬もDLBとFTLDの複合となります。

▶なお，レビースコアもピックスコアも高いもののDLBではない患者は「LPC症候群」と仮の診断をしておき，精査すると大脳皮質基底核変性症（CBD）や進行性核上性麻痺（PSP）が検出されることがあります。DLB，CBD，PSPはともに大脳萎縮が軽度であることが多いため，診断を画像に頼ると見落としがちになります。その点，日頃からレビースコア・ピックスコアを採点することを習慣化しておくと，プライマリケア医でもCBD，PSPという稀な神経疾患を見つけられる原動力となります。

CASE 36 ドネペジル1mgで十分な改善がみられた例

61歳，女性。
HDS-R 9点。
レビー小体型認知症

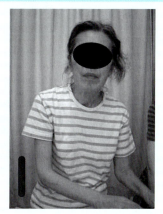

10年以上前の症例です。初診時，表情は呆然としていて，無口で髪も乱れていました。「呆然としていて顔のしわが消えている」のはピック感で，特に意味性認知症（SD）に多くみられるのですが，本例は体幹が傾斜していて肘に歯車現象（歯車様筋固縮）が強くみられたため，レビー小体型認知症（DLB）と診断できます。

前医の処方	▶抗うつ薬

ドネペジルの低用量処方

- ▶ DLBの呆然とした様子は意識障害，SDの呆然とした様子は語義失語（自分の置かれた立場がわからない）からくると理解すればよいでしょう。呆然の高度なものがアパシー（無為）です。
- ▶ 当時筆者は，まだシチコリン注射を用いていなかったため，ドネペジル低用量で覚醒させればよいだろうと考えていました。それしかアイデアがなかったのです。最初に行ったことは前医の処方した抗うつ薬をゆっくり全廃することでした。アパシーとうつ状態は異なるものですが，精神科医は時にアパシーをうつ状態と見誤ることがあります。アパシーはもともと神経内科における病態概念であるため，精神科医が理解しにくい病態なのかもしれません。
- ▶ 筆者はドネペジルが国内で承認されたあと，DLBがドネペジルの規定用量で歩けなくなることにすぐに気づいたため，ドパミン欠乏の本例にドネペジルを3mgで開始することはしませんでした。院外の調剤薬局は筆者の外来日の前夜から大量の低用量ドネペジル細粒を調剤しておく必要がありました。
- ▶ 筆者は勤務医時代から，院外薬局に頭を下げて，ドネペジルは副作用が強

いので，規定より低用量の処方箋を出しますと調剤を頼んできました．

アセチルコリン–ドパミン天秤の均衡と認知機能

▶本例において，脳内ドパミンが低下しているにもかかわらずパーキンソン病（PD）治療薬を処方せずに済んだのは，アセチルコリン–ドパミン天秤（図1）の均衡を崩さなかったためです．ドネペジル3mg以上ではアセチルコリン–ドパミン天秤の均衡が崩れるためPD治療薬が必要になりますが，1mgでは均衡を崩さずに認知機能を上げることができます．本例には1mgが適量だったのです．

▶その後，脳内のバランスが保たれた状態で3mgに増量し，改訂長谷川式スケール（HDS-R）も9点から27点まで上がってきました．こうして考えると，抗うつ薬は認知機能をいかに下げるかがよくわかります．ドネペジル3mgだけでHDS-Rが18点も上がるとは考えられないからです．本例は，もともとはおそらくHDS-R23点くらいだったものを，抗うつ薬で9点にまで下げられていたのです．

▶DLBの強いうつ状態で食事も摂れなくなったときに，コウノメソッドが最後の手段としているのは選択的セロトニン再取り込み阻害薬（SSRI）のセルトラリン（ジェイゾロフト®）のみです．

▶最近では国立病院の認知症疾患医療センターでもドネペジル2.5mgを処方していることを，患者を通して知る機会がありました．ドネペジルが少量という前提で，リバスチグミン（リバスタッチ®パッチ）よりドネペジルのほうが記憶を保持できるDLBもみられます．

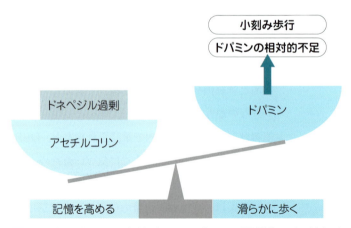

図1 アセチルコリンとドパミンのバランス関係（DLBにドネペジルを5mg処方してしまった場合）

「用法・用量とは何か」をもう一度考える

- ドネペジルの規定用量は，「5mgでないと効かない。3mgは，体が慣れる期間として許可したたけで，5mgにしないと薬効は得られない」と受け取られかねないものだと筆者は思います。このような「増量しなければならない向精神薬」はきわめてめずらしく，何らかの意図が働いたものと勘ぐらざるをえません。
- 用法・用量は，集団統計上，プラセボ群と有意差の出た用量を有効量と決めただけで，3mg未満でも効いた個々の患者の存在は無視されています。また，5mgでの有効率というのは，副作用で脱落した患者の存在を無視したものです。
- もし1mgで効くはずの患者に3mgから開始すれば，副作用が出てすぐに中止せざるをえなくなるでしょう。つまりその患者が改善するチャンスは失われたのです。今は中核薬がほかに3成分あって，ドネペジルが使えなくてもチャンスがあると安易に考えるのは間違いです。なぜならドネペジル自体は非常によい薬だからです。しかし，残念ながら，規定の用法・用量は，ドネペジルのよさをもみ消してしまうものなのです。

メソッドに基づく処方

ドネペジル　1mg → 3mg

▶レビー小体型認知症の治療には非常識ともいえる低用量処方が必要である

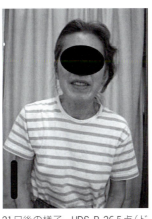
21日後の様子。HDS-R 26.5点（ドネペジル1mg）。

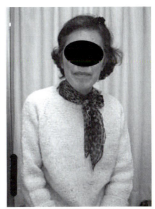
127日後の様子。HDS-R 27点（ドネペジル3mg）。

CASE 37 ドネペジル，リスペリドンの中止で体幹の傾斜が改善した例

85歳，女性。

レビー小体型認知症

本例は施設入所者で，体幹が傾斜しており，こちらを見ようとしません。幻覚，独語，寝言がひどく，拒食，夜間不眠で千鳥足になっています。家族は「1年前はこのように元気だったのに元に戻りませんか」と写真（右下）を見せながら涙ながらに訴えました。筆者は施設の嘱託医の処方を確認し，おそらくすぐに改善が見込めるだろうと考えました。

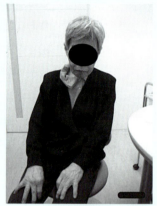

| 前医の処方 | ▶ドネペジル 5mg
▶リスペリドン（リスパダール®）3mg |

ドネペジルとリスパダール®の組み合わせを見直す

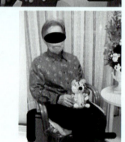

家族が持参した1年前の写真。

▶体幹の傾斜がみられたので，すぐに肘の歯車現象を確認しました。両肘に均等に強い歯車様筋固縮が認められました。本例はパーキンソニズムをもっているといえます。施設職員から「幻視を消してほしい」と言われて，嘱託医がリスパダール®を処方したのでしょう。本例はこちらを見ようとしません。つまり意識障害がある認知症であり，レビー小体型認知症（DLB）です。もともと脳内ドパミンが不足気味であるところへリスパダール®が処方されたことで，体幹が傾斜したものと考えられました。

▶さらに前医はドネペジルを処方していました。コウノメソッドでは，パーキンソンタイプのDLBにはドネペジル細粒0.5mgとすることを推奨しています。前医の処方はその10倍です。ドパミンの相対的不足をきたして，DLBに薬剤性パーキンソニズムがさらに覆いかぶさった形です。たとえば，前の自動車に衝突した自動車に，さらに後続車がぶつかっていったようなものです。

▶まったく食事ができなくなっていた本例に2種類のドパミン阻害薬を処方することによって，本例は死の淵に追い込まれていたといっても過言で

はありません。本例は，幸い筆者の教育を受けたケアマネジャーの配慮で別の施設に移ることができたため，コウノメソッドで処方を組み立て直すことになりました。

▶抗うつ薬と異なり，ドネペジルとリスパダール®は急に中止しても悪性症候群を起こしません。すぐにwash outしてシチコリン1,000mgを注射しました。幻視対策は抑肝散5gです。なぜ漢方薬で強い幻視，独語，寝言を抑えられるかというと，幻視を悪化させていた興奮系薬剤のドネペジルを中止し，シチコリン注射で覚醒させ，フェルラ酸含有食品（弱）を併用したからです。

▶本例の2回目の外来受診（6週間後）時には，筆者の予想通りに改善して，痩せも治っていました。食欲も旺盛で，歩行もスムーズです。筆者に冗談すら言って帰っていきました。

▶ドネペジルとリスパダール®の組み合わせ処方をする医師は，筆者がみている限り非常に多いです。精神医学は病態診断で，妄想・幻覚には必ずといっていいほどリスパダール®を処方します（図1）。しかも患者の身体にはまず触りません。近年の神経内科医にも歯車現象を確認しない医師が増えたように感じます。ドネペジルがアセチルコリン−ドパミン天秤のバランスを崩すことを知らない医師も多すぎます。ドネペジルが登場してから，少なくない人数の患者が薬剤性パーキンソニズムに苦しんできたことは想像に難くありません。

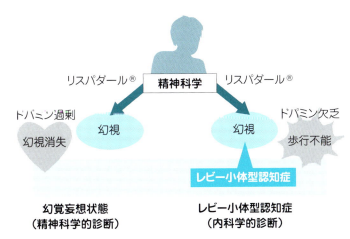

図1 レビー小体型認知症の幻視への処方の考え方
　　精神科学は機能的障害を扱う領域であり，患者も若いことが多いため，脳内ドパミンは十分足りている。そのため強いドパミン阻害薬を投与しても副作用は出ない。しかし高齢の認知症に同じ用量を処方すると幻視を起こす。器質的疾患として，もともとドパミン欠乏をきたしているために，歩けなくなってしまう。

Ⅱ　改善症例集　● レビー小体型認知症

ドネペジルとリスパダール®の組み合わせが多く処方される理由

▶ドネペジルとリスパダール®の組み合わせが多く処方される理由について，筆者なりに推察してみます。

▶リスパダール®が発売された頃，ハロペリドール（セレネース®）よりパーキンソニズムが起こりにくいとMRから聞きました。しかし，筆者はそうは思いませんでした。コウノメソッドでは，認知症の妄想にはセレネース®を第一選択としてリスパダール®を禁止していますし，ピック病の陽性症状にもリスパダール®は効きにくいです。患者の身体がそう教えてくれました。

▶つまりリスパダール®が大量に処方されたのは，発売当初からの広告が行き届いていたからではないのでしょうか。「多くの論文が出ているじゃないか」と反論されるかもしれません。しかしその前に，患者をきちんと診る必要があります。筆者は，臨床試験の数の数十倍多くの患者に本薬を処方して，その結果を長年追ってきました。10年続く臨床試験はそう多くはありません。

▶おそらく，認知症にはドネペジル，妄想にはリスパダール®と，それぞれ第一に記憶に残ったものが使われる傾向にあるのでしょう。そのとき，ドネペジルとリスパダール®の相互作用などは考えられていません。そしてドネペジルがパーキンソニズムを起こすことも，だれからも知らされません。

メソッドに基づく処方

シチコリン注射　1,000mg（初診時）
抑肝散　5g（2包）
ニトラゼパム（ベンザリン®）　5mg
【フェルラ酸含有食品（弱）　2本 】

CASE 37 ● ドネペジル，リスペリドンの中止で体幹の傾斜が改善した例

 ▶リスパダール®の常用は，認知症においては禁忌である

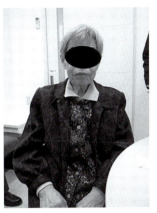

6週間後の様子。2回目の外来で大幅な改善が確認できた。食欲もあり，歩行もスムーズで，冗談も言える。

Ⅱ-4 レビー小体型認知症

Ⅱ 改善症例集 ● レビー小体型認知症

CASE 38 混合型認知症の「レビー化」への対応を敏速に行うことができた例

83歳，女性。
HDS-R 11.5点。
混合型認知症→レビー小体型認知症

初診時，既に前医からドネペジルが3年間処方されていました。効果がないので最近は10mgに引き上げられたそうです。それでも副作用が起きることなく普通に生活できていました。

改訂長谷川式スケール（HDS-R）は11.5点，肘の歯車現象（歯車様筋固縮）が少しみられ，小刻み歩行ではなくすり足でした。尿失禁はありません。ごくたまに「だれかが来る」といった妄想があるそうです。姿勢はまっすぐで，CTでは海馬萎縮3＋ということもあり，アルツハイマー型認知症（ATD）＋正常圧水頭症として経過を観察することにしました。

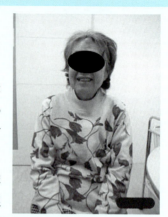

| 前医の処方 | ▶ドネペジル 5mg（3年間）→10mgに増量 |

レビー化とその対処法

▶今振り返ると，HDS-Rの遅延再生が少しできて，ごくたまに幻覚が出現するとのことだったので，レビー小体型認知症（DLB）の可能性は否定できなかったはずですが，筆者がそのときDLBを否定してしまった理由は，それらの症状を脳虚血によるものと判断したためです。前頭葉虚血と右尾状核に梗塞があり，たまに出現するだけの幻覚はそのせいだろうと解釈したのです。第一，ドネペジル10mgで歩行が阻害されないという点からも，DLBと考えることは難しかったでしょう。カルテには「古典的混合型認知症＋正常圧水頭症」と記載しました。

▶現在であればリバスチグミン（リバスタッチ®パッチ）を処方しますが，当時はドネペジルしかなく，特に問題がない前医の処方を変えるのもリスクを伴います。しかし，筆者は本例がレビー化する可能性を考慮して，ドネペジルは5mgに落としておきました。ドネペジル減量分で予想される認知機能の低下はニセルゴリン（サアミオン®）で支え，幻覚予防に抑肝

CASE 38 ● 混合型認知症の「レビー化」への対応を敏速に行うことができた例

散を処方しました。
▶6週間後の2回目の外来では，幻視やいびきはなくなったとのことでした。しかし歯車様筋固縮は確かにあり，尿失禁がみられるようになったといいます。つまりドネペジル10mgが幻視を誘発していたのだろうと考えられました。しかし，その後記憶がなかなか改善してこないので，筆者は慎重にドネペジルを再び7.5mgに引き上げました。
▶初診から9カ月後のことです。この日は4回目の外来でしたが，顔の表情がまったくなくなり，体幹が左に傾斜していたので驚きました。表情の違いを確認するために初診時の写真を見て，さらに驚きました。今，筆者の目の前にいる女性はまさしくDLBなのです。本例の脳内ドパミンがついに発病閾値を超えて，ドネペジル（ドパミン阻害薬）7.5mgに耐えられなくなったのです。
▶筆者はこれを，「ATDのレビー化」と呼んでいます。すぐにドネペジルを再度減量し，シチコリン注射を行い，フェルラ酸含有食品(弱)1本を推奨して開始しました。すると次の外来受診時には症状が改善していました。

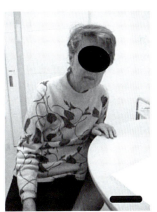

初診から9カ月後，4回目の診察時の様子。診察室に入ってきた瞬間，典型的なDLBの症状に変わっていたことに驚いた。

▶コウノメソッドではDLBの対処法が構築されているので，本例のようなレビー化にもすぐに対応ができます。筆者がこのようにATDのレビー化を認識し，その対処法を構築できたのは，多くの患者が遠方にもかかわらず長期間にわたって筆者のもとを受診し続けてくれ，病状の変容を教えてくれるからです。
▶レビー化（DLB化）とは，脳内老人斑がレビー小体に封入されて，脳内ドパミンの減少に拍車がかかった状態のことです。初診時にはATDとしか思えない患者も，1年，3年，5年が経過すると，パーキンソニズムや幻視が出現してくることが非常に多いです。
▶レビー化時の対処法は，①ドネペジルを中止し，リバスタッチ®パッチに切り替える，②スルピリド（ドグマチール®）やチアプリド（グラマリール®）も中止する，③食欲がなかったり，医師の目を見ない状態だったらシチコリン1,000mg注射をその場で行う，④1週間後に体幹傾斜が治っていなかったらレボドパ・カルビドパ（メネシット®，ドパコール®）チャ

II-4 レビー小体型認知症

II 改善症例集 ● レビー小体型認知症

レンジテストを行う，⑤幻視，妄想が強ければ抑肝散を2～3包処方する。これが最初の2週間に行うことです。また，病状が重篤な場合はすぐにフェルラ酸含有食品（弱）を用いたほうが安全・確実です。

メソッドに基づく処方

●初診時～
ドネペジル　5mg → 7.5mg
サアミオン®　10mg
抑肝散　5g（2包）
●レビー化後
シチコリン注射　1,000mg
ドネペジル　5mg（再度減量）
【フェルラ酸含有食品（弱）　1本】

金言　▶漠然と認知症が進行したと思うのではなく，「レビー化」の可能性をいつも頭に入れておく

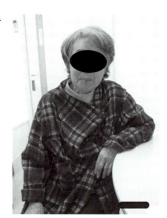

しっかりと筆者の目を見て，にこやかに話すことができた。

CASE 39 うつ病と診断されたレビー小体型認知症がリバスチグミンで改善した例

81歳，女性。
HDS-R 19.5点。
レビー小体型認知症
初診時，痩せていて表情が非常に暗く，小刻み歩行がみられ，必要以上には話したくないという様子でした。前医は本例をうつ病と診断していました。

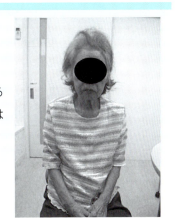

| 前医の処方 | ▶ スルピリド（ドグマチール®）100mg
▶ パロキセチン（パキシル®）5mg
▶ エチゾラム（デパス®）1mg |

リバスタッチ®パッチはパーキンソニズムを悪化させない

▶ 本例をうつ病と診断した前医は外科の実地医家ですが，そう簡単に抗うつ薬を処方されては困る，と筆者は思いました。投与後，症状が改善したかどうかを家族に確認し，よくならないなら専門医に紹介すべきだったと思います。本例はレビー小体型認知症（DLB）です。

▶ 前医の処方は，ドグマチール®，パキシル®，デパス®で，一見，危険な薬剤には思えません。用量も少なめに抑えられています。しかし，患者がDLBとなると，この用量でもこれほど疲弊するのかと驚かされます。もし専門医だったらこの3倍は処方していたと考えられ，本例はどうなっていただろうかと思います。結果として専門医に紹介しなかったから軽い副作用で済んだかもしれないという推測は，決して大げさではないという深刻さが認知症の医療にはあります。

▶ 筆者は前医の処方した3剤とも中止して，リバスチグミン（リバスタッチ®パッチ）に切り替えました。症状はすんなり改善しました。前医の処方が低用量だったからこそ，急に中止しても悪性症候群を起こすリスクは低かったのです。高用量処方では，誤った薬を全廃することにすら時間がかかることがあります。

▶ リバスタッチ®パッチの登場で，ドネペジルを1.67mgに調剤するという手間もいらなくなりました。今やコウノメソッドにおけるDLBの"三種

の神器"は, ① リバスタッチ®パッチ, ② レボドパ・カルビドパ（メネシット®, ドパコール®）, ③抑肝散です。リバスタッチ®パッチはパーキンソニズムを悪化させないため, プライマリケア医は自信をもって認知症診療に参入できる武器となる薬剤といえるでしょう。

▶リバスタッチ®パッチは, 病型に関係なく「まずはリバスタッチ®パッチ4.5mgを処方しておけば間違いがない」と思えるほどの安心感があり, アルツハイマー型認知症に対する中核薬4成分における改善率も最も高いです。仮に患者がピック病だとしても, 4.5～9mgに用量を抑えて処方すれば, 強い陽性症状を起こさずに改善が見込めます。

▶なお, 本例は顔色の悪さや舌苔があることから亜鉛欠乏を疑い検査したところ, やはり血清亜鉛は基準値下限の73μg/dLでした。これに対しポラプレジンク（プロマック®D）75mg×2錠を処方しておいたため, すぐに食事が摂れるようになりました。2枚（前頁と次頁）の写真を見比べると, いかに改善したかがわかると思います。

▶うつ病と診断した外科医がコウノメソッドを知っていてくれたら, 暗い表情の本例にバランス8（表1）, レビースコアを実施し, CTなしでDLBと気づき, リバスタッチ®パッチを処方して, 筆者と同じ結果を出せたはずです。コウノメソッドの診断・治療はシステム化されており, 認知症を知らない医師, CT装置をもたない医師にもすぐに著効例を出せるように構築されています。

大うつ病と認知症は同時には起こりにくい

▶うつ病リワーク研究会代表世話人の五十嵐良雄先生（メディカルケア虎ノ門 院長）は, 『「うつ状態」を知る・診る』（日本医事新報社刊）という医学書を書いておられます。筆者は実は, この本の題名に密かに感激しまし

表1 バランス8（エイト）

うつ病を疑う質問	認知症を疑う質問
・若い頃, うつ病でなかったか ・親戚にうつ病患者や自殺者はいないか ・何をやっても面白くないか ・寝られるか ・頭痛はないか ・食欲はあるか ・朝の調子は悪くないか ・ひどい便秘ではないか	・頭部打撲, 脳卒中, せん妄の既往はないか ・（HDS-Rを行う） ・迷子になったこと・万引きしたことはないか ・怒りっぽくなったか ・仕事や家事のミスはないか ・幻覚や妄想はないか ・トイレは間に合うか・夜間頻尿はないか ・自分の記憶に問題はないと思うか

うつ病と認知症を均等にチェックする質問項目。うつ病と認知症の可能性を五分五分で考えながら各8項目の質問をすれば, 誤診を減らすことができる。

た。なぜなら，何でもかんでも「うつ病」としてしまうのは非常に危険なことで，「認知症のうつ病」と言ってしまうと，プライマリケア医はどうしても「抗うつ薬を処方すればよいのだ」と思ってしまいがちだからです。

▶認知症で表情が暗い場合にはとりあえず「うつ状態」としておき，本格的な抗うつ薬の投与を考えるのは，①興奮系・覚醒系薬剤（アマンタジン［シンメトレル®］，ニセルゴリン［サアミオン®］，シチコリン），②アセチルコリンエステラーゼ阻害薬の3成分（ドネペジル，ガランタミン［レミニール®］，リバスタッチ®パッチ），の次の段階です。

▶非定型うつ病にしても，注意欠如・多動性障害（ADHD）がベースにある場合はあり，大うつ病とはアプローチが異なります。筆者は「臨床医は簡単に『うつ病』という言葉を使うな」と指導し，本当に朝調子が悪くて，頭痛，便秘，食欲低下がある者だけを「大うつ病」と呼ぶようにしています。筆者の経験的には，認知症と大うつ病が同時に起こるということは，ほぼありえません。たとえるなら，胃癌と肺癌が同時に発生するくらい頻度の低いことです。

▶また，「アパシー」と「うつ状態」の鑑別ができない医師は抗うつ薬に手を出してはなりません。アパシーには悲哀感がなく，抗うつ薬は禁忌となります。うつ状態とアパシーの合併はありえますが，その場合は覚醒系薬剤が第一選択です。抗うつ薬というのは，非常に使いにくい薬だと思っていたほうがよいでしょう。

メソッドに基づく処方

リバスタッチ®パッチ　4.5mg → 9mg
プロマック®D　150mg

▶リバスタッチ®パッチは抑制系薬剤の併用を抑えられる，バランスのとれた中核薬である

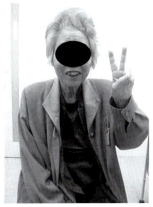

6週間後の様子。活発で目つきも変わった。

CASE 40 抗精神病薬により衰弱したレビー小体型認知症が胃瘻抜去に至った例

76歳，女性。
レビー小体型認知症
前医がおそらくうつ病と診断していた症例です。抗精神病薬投与後に食欲がなくなり，外来で点滴を受けていたものの，入院になりました。妄想があるため経管栄養に抵抗し（自己抜管），クエチアピン（セロクエル®）が増量されたそうです。本例は入院中のため，娘が自費相談として来院されました。

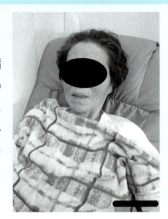

前医の処方
▶セロクエル® 75mg

胃瘻の一時的な積極的活用

- ▶娘の話から，本例はうつ病ではなくレビー小体型認知症（DLB）だろうと考えました。4日後に再び娘が来院し，主治医から「この病院には長くはいられない。これ以上末梢からの輸液は無理なので，中心静脈栄養（IVH）か経管栄養をしないと転院できない」と伝えられたといいます。本例は「末梢静脈に針が入らないなら死んでもいい」と言い，夫はひどいショックを受けたそうです。
- ▶筆者はその時点では本例を診察していない立場でしたが，「セロクエル®の大量投与を中止し，シチコリン注射をしてほしい」と担当医に連絡しました。しかし，これは受け入れてもらえませんでした。筆者は万一の事態に備え，懇意にしている近隣の救急病院に，受け入れ態勢を整えておいてほしいと伝えておきました。
- ▶娘が相談に来てから1カ月が経った頃，入院中の本例が自費で当院を受診しました（上写真）。車いすで搬送されてきて，無為な状態でした。衰弱してきたため，さすがにセロクエル®は中止になったといいます。今後IVHの導入が予定されていました。
- ▶改訂長谷川式スケール（HDS-R）は22点。すぐにシチコリン1,000mgを注射しました。その直後，ボーッとしていた患者が野菜の名前をすら

すらと10個言えたので，娘は非常に驚いていました。入院中のため処方はできず，その日は病院に戻られました。

▶さらに1カ月ほどして，病院では退院勧告が行われる3カ月目に入りました。家族が胃瘻を拒否したため，退院命令に変わったそうです。しかしセロクエル®を中止したため歩けるようになってきていました。病院の医師は本例をうつの極期「コタール症候群」だとし，相変わらずDLBだとは考えていないようでした。その後，後方病院に移り，筆者の助言を家族も受け入れて胃瘻となりました（嚥下機能は多少残っていましたが，拒食のために胃瘻を造設すべきと判断しました）。

▶その翌年，胃瘻となったものの食欲は増し，体重が3kg増加しました。食べられるようになったのは胃瘻からフェルラ酸含有食品（強）を注入し始めてからです。入浴では身体を自分で洗うようになったそうです。

▶娘が筆者のもとに相談に来てから3年が経った頃，胃瘻が詰まりかけたので，病院では「いっそのこと抜こうか」という話が出たようです。それまで内服薬を苦労して粉にしていたのですが，ついに娘から「錠剤でいいです」との声があがりました。患者は晴れて胃瘻を卒業することになったのです。

▶フェルラ酸含有食品（強）をベースに，積極的に胃瘻を行い，栄養を確保して歩行能力を保持したことで，今の本例の姿があるのではないかと思います。今や胃瘻は回復のための一時的処置であり，人生の終止符に向けた処置ではありません。寿命と疾患を正しく鑑別し，疾患であるならあきらめずに治療すべきです。筆者は寿命にまでとやかく口を出すつもりはないのです。

▶外科手術における医療過誤は，患者の死という結果で世間に明らかとなりますが，内科系の誤った処方というのはほとんどが闇の中です。このような症例を提示することは筆者の社会的責務のひとつだと考えています。

メソッドに基づく処方

ニセルゴリン（サアミオン®）　10mg
ハロペリドール（セレネース®）　0.75mg
セルトラリン（ジェイゾロフト®）　25mg
【フェルラ酸含有食品（強）　2本】

Ⅱ 改善症例集 ● レビー小体型認知症

▶胃瘻を勧めず,「自然死」を家族に誘導する前に, 老衰と疾患を鑑別し, 嚥下障害を治す方法を考える

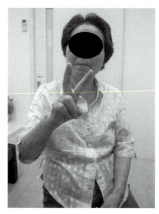

初診から3年後の様子。「ご飯, トマト3個, スイカを食べています」とのこと。胃瘻抜去の予定。

CASE 41 パーキンソン病治療薬を整理して大幅な改善がみられた例

78歳，女性。
HDS-R 19.5点。

レビー小体型認知症

前医より4年間パーキンソン病（PD）治療薬を処方されていた症例です。1日中幻覚があるといいます。初診時，肘の歯車現象（歯車様筋固縮）は確かにみられるのですが，歩行は小刻みというより緩慢でした。その理由は圧迫骨折など整形外科的な不都合によるものが主だったようです。CT画像では前頭葉萎縮が確認されました。

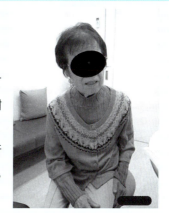

前医の処方
- ドネペジル 10mg
- レボドパ・カルビドパ（メネシット®）150mg
- プラミペキソール（ビ・シフロール®）0.5mg
- リスペリドン（リスパダール®）1mg

パーキンソン病治療薬使用時の注意事項

- レビー小体型認知症（DLB）は，PDの治療の延長では治りません。それは筆者が数千人のDLB患者から学んだ事実です。DLBに対するPD治療薬処方の注意事項は，①限られた種類しかマッチしないことを認識すること，②必要最低限の用量にしてPD治療薬以外も併用すること，③ドネペジルを処方しないか，思い切った低用量にすること，です。

- 筆者は本例をフロンタルレビー*と判断して過剰なPD治療薬を整理し，ハロペリドール（セレネース®）を1日0.75mg処方しました。一番の悩みは激しい幻覚だったからです。

- 前医はドネペジル10mgを処方してはいましたが，メネシット®を半錠×3とするなどして細心の注意を払って幻視の悪化をくいとめようと努力している様子がうかがえました（表1）。しかしドネペジルは過剰であり，さらにリスパダール®を処方したことが，症状の改善を明らかに妨げていました。

- 筆者は，ひどい幻視があるにもかかわらず，メネシット®は2倍にしまし

フロンタルレビー（筆者の造語）：前頭葉萎縮が著しいレビー小体型認知症を指す語。ただし画像用語であり，症状は意味しない。

Ⅱ　改善症例集 ● レビー小体型認知症

表1　ドネペジルの不適切な処方

DLBの3苦への対策	前医の処方	適切でない理由	コウノメソッド
パーキンソニズム対策	メネシット® 150mg ピ・シフロール® 0.5mg	足りない 嗜眠	メネシット® 300mg ペルマックス® 150μg
幻視対策	リスパダール® 1mg	強すぎる	セレネース® 0.75mg
認知機能対策	ドネペジル 10mg	禁止	フェルラ酸含有食品（弱）2本

たが，それでも幻視を抑えることができたのは，ドネペジル＋リスパダール®というパーキンソニズムを悪化させる最悪の組み合わせを中止したからです。

▶パーキンソニズムや妄想・幻覚の強いDLBにドネペジルを1mg（規定量の1/5）以上処方してしまうと，それによる副作用（相対的ドパミンの欠乏や，部分的過剰）をほかの薬で打ち消すことは不可能です。パーキンソニズムがあるのに筆者がセレネース®を処方できるのは，ドネペジルを中止したからです。

▶また，本例は診察時にこちらを見ようとしなかったので意識障害があると考え，シチコリン1,000mgの静脈注射を行いました。25日後の受診日には，予想通り大幅に改善して来院されました。感激した本人が次のような手紙を書いてきてくれました。

▶「今，私は治りたい，の一心です。市民病院で"百歳ババア"と言われたことは一生忘れません。12月○日が私の初診の日です。その日の帰り際に打って頂いた注射のおかげで，帰りの自動車の中で，重かった頭がスッキリと軽くなりました。3日目くらいから，幻の人も来なくなり，今は便秘のほうも2～3日で出ますので（注：センノシド1錠，酸化マグネシウム2錠を処方）とてもうれしいです」

▶その後本例は，改善しすぎてパーキンソン病関連疾患の認定を取り消されてしまいましたが，娘は「名誉なことです」と納得してくれました。シチコリン注射で発赤が出るようになったため使用できなくなり時間がかかりましたが，完璧に改善したのです。

CASE 41 ● パーキンソン病治療薬を整理して大幅な改善がみられた例

メソッドに基づく処方

シチコリン注射　1,000mg（初診時のみ）

メネシット®　300mg

ペルゴリド（ペルマックス®）　150μg

セレネース®　0.75mg

【フェルラ酸含有食品（弱）　2本】

金言 ▶レビー小体型認知症とパーキンソン病の治療法に共通点はない

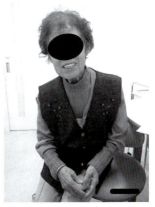

初診から25日後の様子。シチコリン注射で直後に頭重消失。不安，妄想は1日で消失し，笑顔がみられるようになった。

Ⅱ-4　レビー小体型認知症

163

II 改善症例集 ● レビー小体型認知症

CASE 42 リバスチグミンを中心とした複数薬剤の微量投与で改善した例

70歳，女性。
HDS-R 実施不可。
レビー小体型認知症
本例は初診時，診察もままならないほど疲弊していました。痩せて身じろぎもせず，このまま亡くなってしまうのではないかと思えるほど弱々しい様相でした。ほとんど声も出ず，改訂長谷川式スケール（HDS-R）は実施不能です。1年前まで普通に家事をしていたものの，肺炎で入院したのをきっかけに衰弱したといいます。ひどい幻覚もあり，食事が摂れず，舌も乾燥して荒れていました。

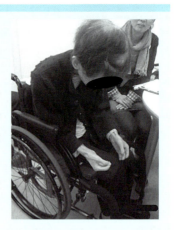

前医の処方
- ▶レボドパ・ベンセラジド（マドパー®）2錠
- ▶ゾニサミド（トレリーフ®）25mg
- ▶ロピニロール（レキップ®CR）2mg
- ▶ドネペジル 5mg
- ▶タンドスピロン（セディール®）10mg

リバスタッチ®パッチはDLB治療の"新・三種の神器"

▶レビー小体型認知症（DLB）の治療が困難である理由は，「悪魔のトライアングル」が存在するからです。認知機能にドネペジル，パーキンソニズムにレボドパ・カルビドパ（メネシット®），幻視にハロペリドール（セレネース®）（抑肝散が効かない場合）を使う場合，ドネペジルとセレネース®が歩行を悪化させ，メネシット®が幻視を誘発するリスクがあるという意味です。

▶アルツハイマー型認知症（ATD）の中核薬がドネペジルのみだった12年間，DLBの認知機能を上げる薬剤としてどの医師もドネペジルを処方しました。副作用を出したくない筆者はパーキンソニズムが悪化しないように少量投与法で副作用をしのいできたのです。ドパミンの相対的不足を引き起こすドネペジルは，ドパミン欠乏をもつDLBに対しては，経験上0.5～1.67mgしか使用できませんでした。

▶筆者はこれまで，コウノメソッドにおけるDLB治療の"三種の神器"を，① ドネペジル（少量），② メネシット®（初期のコウノメソッドではペルゴリド［ペルマックス®］），③ 抑肝散としてきましたが，CASE39でも述べた通り，ドネペジルに代えてリバスチグミン（リバスタッチ®パッチ）を採用することにしました*。リバスタッチ®パッチは，DLBの歩行を悪化させるどころか改善し，パーキンソン病（PD）治療薬の節約効果もあります。

▶さて，本例の改善はシチコリン注射なしで達成されました。主役はリバスタッチ®パッチとフェルラ酸含有食品（弱）です。パーキンソニズムにはメネシット®，幻覚対策にはハロペリドール0.2mg（朝），クロルプロマジン（ウインタミン®）4mg（夕）を処方しました。食欲がないので抑肝散は使いませんでした。強力な薬剤を微量使うのがコウノメソッドにおける処方のコツです。なぜ朝がハロペリドールで夕がウインタミン®なのかというと，危険分散のためです。これだけ衰弱している患者に副作用を出すことは致命的だからです。

▶食欲改善にはポラプレジンク（プロマック®D）を用いました。おそらく亜鉛欠乏があると経験的に判断したためです。味覚を失った者に「食べろ」と言っても食べられないのは当然です。

この変更に伴い，「コウノメソッド実践医」への登録条件も緩和し，ドネペジル少量投与ができない環境の医師でも，DLBとピック病にドネペジルを処方しないなら登録できることとした。

前医の処方について

▶本例が服用していたPD治療薬は，DLBに合うものではありませんでした（図1）。前医は半年前に4種類の薬の処方を開始し，その2カ月後にドネペジルを加えて，ますますDLBにそぐわない方向に向かっていきまし

前医の処方（パニック処方）		コウノメソッド
マドパー® 2錠 トレリーフ® 25mg レキップ®CR 2mg	PD治療薬	メネシット® 200mg
ドネペジル 5mg	認知機能 改善薬	リバスタッチ®パッチ 4.5mg 【フェルラ酸含有食品（弱）】 サアミオン® 5mg
セディール® 10mg	抗うつ薬	
	抑制系薬剤	ハロペリドール 0.2mg（朝） ウインタミン® 4mg（夕） ロゼレム® 8mg
	食欲増進薬	プロマック®D 150mg

図1　典型的パニック処方とコウノメソッド

Ⅱ 改善症例集 ● レビー小体型認知症

た。中でもトレリーフ®は1錠1,000円以上もする高額な薬剤です。さらには抗うつ薬までが加わり，パニック処方に至ってしまったのです。本例はうつ状態ではなくアパシーです。

▶一方で，幻視対策，食欲不振対策はとられていませんでした。結果的に筆者が処方した薬は，前医の薬を1つも継承していません。DLBの処方にも交通整理が必要です。コウノメソッドに基づいて処方することで，最低限の処方内容で大幅な改善が見込めるのです。

メソッドに基づく処方

メネシット®　200mg
リバスタッチ®パッチ　4.5mg
ニセルゴリン（サアミオン®）　5mg
ハロペリドール　0.2mg（朝）
ウインタミン®　4mg（夕）
ラメルテオン（ロゼレム®）　8mg
プロマック®D　150mg
【フェルラ酸含有食品（弱）　2本】

金言
▶認知症の治療において，リバスタッチ®パッチは最も使いやすい中核薬である

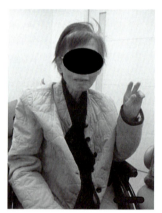

3週間後の様子。嚥下は改善し，シチコリン注射なしで完全に覚醒，笑顔がみられるようになった（現在は歩行も可能になっている）。

CASE 43 リバスチグミンの"9mgピーク"がみられた例

82歳，女性。
HDS-R 6.5点，レビースコア 4.5点，ピックスコア 5点。
レビー小体型認知症
本例はグループホームに入所している患者で，初診時は前傾姿勢で手引き歩行，高度のすり足がみられました。歩行を悪化させていたのはドネペジルでした。

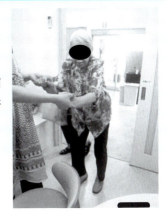

| 前医の処方 | ▶ ドネペジル 5mg |

リバスタッチ®パッチの"9mgピーク"と対処法

▶ グループホームの嘱託医は，認知症の病型鑑別について何の知識もない状態で全員にドネペジルを処方しているようでした。施設のケアマネジャーは筆者の講演を過去に聞いたり，「認知症ブログ」(当時) をつぶさに読んでいたため，本例がレビー小体型認知症であり，嘱託医の処方では本例を救うことができないと感じたようです。ケアマネジャーの勧めで当院を受診した本例は手引き歩行で，高度のすり足がみられたことから，筆者はドネペジルを中止し，翌日からリバスチグミン (リバスタッチ®パッチ) 4.5mgを開始することとしました。

▶ 遠方からの来院だったため，第2段階のリバスタッチ®パッチ9mgも処方しておいたのですが，2回目の受診時にはすたすたと診察室に杖もなく入室してきたので驚きました。幻視は抑肝散1包で対応できる程度だったので，歩行を阻害する処方も必要とせずにすんなり改善しました。ただ，施設職員は「少し怒りっぽい面が出てきた」と言います。その頃筆者はリバスタッチ®パッチの "9mgピーク" (後述) を理解していたので，ハサミでパッチの20%くらいを切り捨てるように伝えました。

▶ リバスタッチ®パッチを4.5mgから9mgに引き上げたときに改善が始まり，しかも同時に少しの易怒を伴う状態のことを筆者は"9mg (キューミリ) ピーク"と呼んでいます。リバスタッチ®パッチには4用量がありますが，この現象は圧倒的に4.5mgから9mgに増量した際に起こります。

Ⅱ　改善症例集 ● レビー小体型認知症

9mgは特筆すべき用量といえるのです。

▶慣れてくれば9mgのままでも自然と鎮まるのですが，すぐに易怒を解消したい場合には，ハサミでパッチを20%程度カットすることを勧めます。この際13.5mgへの引き上げは，当然ですが絶対にしてはなりません。レセプトには「副作用のため9mgしか使用できない」と書いて下さい。このように書いて認められないことはありません。

▶ただ，病状の進行が速い場合には，抑制系薬剤のクロルプロマジン（ウインタミン®）4mgを併用してでも用量を引き上げるという手段もあります。ただしこれは最後の手段です。リバスタッチ®パッチ4.5mgと9mgを交互に貼付するという手も考えられますが，診療報酬上認められない可能性が高いため，9mgを長期処方し，パッチを切り捨てて調節するよう指導します。なお，乳幼児のいる家庭では，切り落としたパッチが床に落ちて，床を這う乳幼児の身体に付着しないよう注意を促します。

▶本例のピックスコアは5点だったので，前頭側頭葉変性症（FTLD）が合併したLPCに近い病態ということができます。そう考えると，この患者がリバスタッチ®パッチ9mgで易怒を起こしたことが理解できるでしょう。

▶たった1度の処方でスムーズに歩くようになった本例を見たグループホームの職員たちは，介護に対するモチベーションが非常に上がったそうです。その後，続々と同施設から問題を抱える患者が当院を受診するようになりましたが，筆者はその全員を1回の処方で改善させました。認知症を学ぼうとせず安易にドネペジルを処方する嘱託医の"処方"を，職員たちは自分の頭で考えるようになったそうです。

メソッドに基づく処方	リバスタッチ®パッチ　4.5mg → 9mg 抑肝散　2.5g（1包）

▶施設の嘱託医が認知症を熟知しているとは限らない

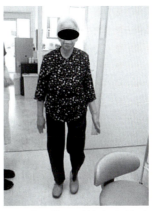

2カ月後の様子。杖もなくすたすたと診察室に入ってきた。

Column 全国で頻発する嘱託医問題

▶急速な高齢化が進む中で，認知症者や高齢者が暮らす場を確保することは，わが国の緊急課題となっています。そのため，施設を立ち上げて経営しようとする者が認知症を熟知していなければ認可されないといった法的規制はできないのが現状でしょう。

▶また，医師以外の者が施設を立ち上げた後，嘱託医（往診医）を確保するのは非常に困難なことが多いと聞きます。筆者自身，グループホームの往診を依頼されて8年が経ちますが，引き受けてくれる医師と契約するしかないというのが現状のようです。その中で，たまたま認知症に詳しい，副作用を出さない処方をする医師に当たる確率はいったいどれほどなのだろうと考えてしまいます。

▶コウノメソッドを参考に処方してくれる医師なら，非常によい結果を生むはずですが，認知症の患者を前に，嘱託医が偶然コウノメソッドを見つけてくれるかもしれないというかすかな期待で待つしかないのが現状です。施設管理者やケアマネジャーが嘱託医に「コウノメソッドに近い処方をしてくれないか」と依頼するのも手でしょうが，専門医であれば自分のやり方で治療したいと考える医師も多いでしょう。医師の立場が強い状況においては，こうした処方の改善はなかなか難しいだろうと思います。

CASE 44 メマンチンの最低用量（5mg）が著効した例

74歳，女性。
HDS-R 17.5点。
レビー小体型認知症（LPC）
本例は当初，幻覚などの陽性症状が強く，易怒，好・不調の波があり不機嫌で，拒薬などがみられました。

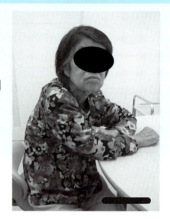

認知症患者が"普通の人"に

▶ 認知症において，患者が"普通の人"に戻るということはどれほど驚異的なことでしょうか。幻覚などの陽性症状が強く，ピックセットのクロルプロマジン（ウインタミン®）さえ処方していたレビー小体型認知症の患者が，1年間の経過を経て，メマンチン（メマリー®）5mgによって改善したのが本例です。

▶ 改善後の娘の感想が印象的でした。「先生！ 劇的に"普通"になりました。何でもできるのです」。本人も上品な瞳を輝かせて「自分でもよくなったとわかる。何でもできるのです」とはにかんでいます。初診時の写真と比較すると，まるで顔つきが違います。本例こそ本書に掲載すべき症例です。

▶ 野球にたとえれば"変化球"ともいえるメマリー®は，取り扱いが難しい薬剤ですが，本例のような患者もときどきみられます。現在本例はメマリー®10mgを服用しています。筆者はメマリー®を1,000名以上の患者に処方しましたが，多くの副作用の経験から，10mgで副作用が出た場合でも，5mgに戻せば大半の患者が飲み続けられます。

▶ メマリー®は打率の高いバッターではありません。決してレギュラー選手になれるわけではありませんが，神経細胞死を抑制する本薬の作用が，服用から1年後に現れる症例も散見されています。何を処方しても改善しない患者には，併用を試みることができるというメリットもあります。傾眠という深刻な副作用が出現しないことを確認しながら，5〜15mgを

CASE 44 ● メマンチンの最低用量（5mg）が著効した例

長期間処方していくのはひとつの戦略だと思います。
▶ドネペジルをガランタミン（レミニール®）やリバスチグミン（リバスタッチ®パッチ）に切り替えるのには勇気がいります。筆者が中核薬4成分の中で明らかに優れていると感じるのはリバスタッチ®パッチですが，リバスタッチ®パッチに切り替えたものの，ドネペジルに戻してほしいという患者が1.5％程度いることは事実です。また，ドネペジルをレミニール®に切り替えたときにADAS-cogで好成績を出したノルウェーの研究*では，　ドネペジルを7日休薬してからガランタミンにスイッチしています。ガランタミンだけを飲み続けた患者よりドネペジルを先行させてからガランタミンに切り替えた患者のほうが，有意に成績が良好だったのです。

ノルウェーのEngedal[1]らは，ドネペジルを8週間以上服用していて，7日間休んでからガランタミンに切り替えた群74名が，全期間ガランタミン群89名に比べて6週後にADAS-cogで有意差をみせたとした。論文の結語は，ドネペジルが効かなかったアルツハイマー型認知症に対してはガランタミンに切り替えたほうがよいというものである。

メソッドに基づく処方

メマリー®　5mg → 10mg
抑肝散加陳皮半夏　3.75g
ウインタミン®　12.5mg
クロチアゼパム（リーゼ®）　10mg
リルマザホン（リスミー®）　2mg
クエチアピン（セロクエル®）細粒　10mg

▶メマリー®の最低用量が最適用量の患者もいる

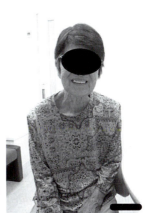

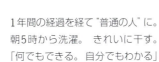

1年間の経過を経て"普通の人"に。朝5時から洗濯。きれいに干す。「何でもできる。自分でもわかる」と言う。

● 文　献
1) Engedal K, Davis B, Richarz U, et al : Two galantamine titration regimens in patients switched from donepezil. Acta Neurol Scand 126 : 37-44, 2012.

Ⅱ　改善症例集 ● レビー小体型認知症

コラム
Column

患者の写真を撮る必要性

▶当院では受付に「病状の変化を把握するために患者様のお顔やお姿を撮影することがあります」との説明を掲げています。というのは，1回の診察で介護保険の意見書の記入を求められることもあり，多忙な外来の診察中に記入することはできないので，アンケートに記入して頂いておいて，あとで書類を完成させるためです。筆者は"右脳人間"なのか，カルテの表紙につけられた患者の写真を見れば，どのような患者であったのか手に取るように思い出すのです。患者の経過をみることはもちろん，そういった意味でも，筆者は患者の写真を残すことにしています。

▶なお筆者は，意見書のほか精神障害者保健福祉手帳や自立支援医療費などの申請に関する必要書類を年間で980通ほど記入・作成しています。

CASE 45 カクテル処方で歩行も表情も別人のようになったLPCの例

75歳，女性。
HDS-R12.5点。
レビー小体型認知症（LPC）
過去に糖尿病の治療のために入院したところ，甲状腺癌が見つかり3回にわたって手術した既往があります。その際の全身麻酔ではなかなか覚醒しない（9日間など）といった薬剤過敏があったようです。初診時にはせん妄，不機嫌，動作緩慢などがみられました。

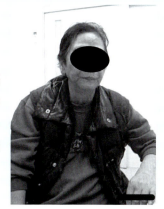

前医の処方
▶ドネペジル 5mg（1年間）

1年8カ月でHDS-R12.5点から22点へ

▶本例は前医からドネペジル5mgが1年間にわたって処方されたあと，当院を受診しました。夫は「歩行がぎこちないので，テレビで報道していた正常圧水頭症（NPH）ではないですか」と尋ねてきましたが，肘に典型的な歯車現象（歯車様筋固縮）があり，CT画像でもNPHが否定されました。診断はレビー小体型認知症（DLB）です。すぐにドネペジルを減らし，1年間カクテル処方を行ったところ，徐々に改善してきました。

▶本例の夫は「1年前に比べたら見違えるほどいい」と言いますが，認知症診療ではこのようなことは多くはありません。普通は「最初の2カ月はよかったけれど，あとはねえ」と言われることが多いのです。それはドネペジルの宿命ともいえます。ドネペジルは，イメージでいえば，とまりかけた自動車にガソリンを注入して一時的に動かす薬剤です*。

▶ドネペジルの効果の持続期間は，10カ月という説や2年といった説があります。それでは，メマンチン（メマリー®）を併用すればさらに長期間効果が持続するのかというと，そう甘くはないようです。メマリー®は増量規定通りに投与すると内科的副作用（眩暈，便秘），中枢神経系の副作用（傾眠，歩行障害）が強く出すぎるため，相乗効果どころか中止となるケースが無視できないほどの数になります。

これに対しフェルラ酸含有食品は，「新たに道路をつくる」といったイメージで，長ければ5年以上好調な状態が維持されることもある。

▶本例は耳鳴などの不定愁訴も多く，夫は改善を評価しているものの，本人は診察のたびに筆者に何らかの自覚症状を訴えました。耳鳴はエチゾラム（デパス®）0.5mgと五苓散3gですぐに改善させることができましたが，あたかも毎回様々な方向から弓矢が飛んでくるかのように，種々の症状を訴えました。DLBはこういった愁訴の多い患者が確率的に多いように感じます。医師に治療の引き出しが多くないと満足させることはできません。

▶結局，本例の場合は，パーキンソン病治療薬は一度も使わずに歩行を改善させることもできました。表情も生き生きしており，第一，診察時に化粧をしてくるようになったのですから，1年前とは気力がまったく違うのです。1年かけてゆっくりと改善してきた場合には，初診時の顔写真と比較しないと主治医にも変化がわかりにくいものですが，夫が「1年前とは雲泥の差があります」としみじみ話すので，初診時の写真を改めて見比べてみると，やはりまったく別人のようでした。

▶さらにしばらくして，夫が「最近，けんかできるようになりました」と言いました。本例は徐々に語義失語が進行してきて，左側頭葉は確かに萎縮してきています。厳密にいえばLPC（レビー・ピック複合）なのです。それが，夫の言葉の意味がわかるようになったので夫婦げんかになるというのです。HDS-Rを行ってみると，当初12.5点だったものが1年8カ月で22点にまで上昇していました。

▶現在の処方は下記の通りです。カクテル処方のうち，どの薬剤がどのように効いたのかは解析困難です。内耳障害（眩暈）のある本例へのメマリー®投与は5mgが限界でしたが，5mgでも1年後に覚醒してくる例があるため，メマリー®の効果も否定はできません。

メソッドに基づく処方

ドネペジル　5mg（再度増量しても害がないことがある）
ニセルゴリン（サアミオン®）　5mg
ジヒドロエルゴトキシン（現在は販売中止）　5mg
メマリー®　5mg（最低用量）
デパス®　0.5mg
五苓散　3g
抑肝散加陳皮半夏　3.75g
シチコリン注射　1,000mg（初期のみ）
【フェルラ酸含有食品（弱）　1本】

CASE 45 ● カクテル処方で歩行も表情も別人のようになったLPCの例

▶カクテル処方が患者の長期的改善に寄与することがある

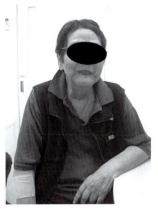
「1年前とは別人です」と夫。

Column 「非ドパミン系歩行障害」という考え方

▶パーキンソン病（PD）治療薬以外で改善した歩行障害を「非ドパミン系歩行障害」と呼称するならば，それには脳血管性認知症，正常圧水頭症によって生じる歩行障害が該当するでしょう。

▶また，進行性核上性麻痺や多系統萎縮症には，ある程度PD治療薬の使用を試みる必要はありますが，病勢には勝てません。患者個々でPD治療薬に反応している場合は，それを継続するにしても，むきになって増量してはなりません。医師が薬剤を増量したくなる理由は，PD治療薬しか治す手段を知らないからです。コウノメソッドでは，「効いたらとめろ」を合言葉にしています。副作用（妄想・幻視，食欲不振，浮遊感など）を出さないためです。PD治療薬の過剰は，患者を寝たきりにさせます。

▶非ドパミン系歩行障害には，抗酸化物質（N-アセチルシステイン［NAC］の摂取，グルタチオン高用量注射など），フェルラ酸含有食品を試みることを勧めます。グルタチオン注射は600～4,000mgの用量が必要となるため，自由診療日に行います。料金は医師が自由に決めます。頻回に注射に来られない患者には，NAC600mgカプセル（1～3回/日）を推奨します（奇異反応で眠くなる場合には，夕1回）。インターネットで購入が可能です。なお，カプセルを外すと粉が酸っぱいため，嫌う方もいます。

▶フェルラ酸含有食品は，ガーデンアンゼリカを配合したもので，筆者は日本認知症予防学会がエビデンスレベルCに認定している製品を使用しています。

II 改善症例集 ●レビー小体型認知症

CASE 46 カクテル処方により施設長と間違えられるほど改善した例

78歳，女性。
HDS-R 22点。
レビー小体型認知症＋脳血管性認知症
本例はグループホームに入所しています。初診時はろれつ障害，流涎，誤嚥，感情失禁のある状態で，CT画像では右深部境界領域梗塞の集簇が認められました。総合的に判断してレビー小体型認知症（DLB）と脳血管性認知症（VD）の合併と診断しました。

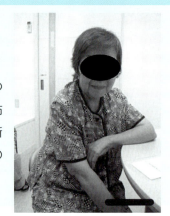

ジェイゾロフト®が気分を安定させ改善の糸口に

▶抑肝散5g，ハロペリドール（セレネース®）0.4mg，ドネペジル0.5mgで治療を開始しましたが，初診から8日後，家族が深刻な顔で臨時に来院しました。本例が自殺未遂をしたというのです。

▶本例の場合は，もともとまじめな性格であるDLBに脳血管性のうつ状態が合わさったのだろうと考えましたが，今度こそ処方が甘いと再度自殺企図が起こると思い，セルトラリン（ジェイゾロフト®）25mgを処方しました。2回目の外来で早くもジェイゾロフト®を処方するのは初めてのことでした。

▶2週間で気分が落ちつき，4カ月後にはふらつきが出始めたのでレボドパ・カルビドパ（メネシット®）50mg＋50mgを追加しました。妄想に対するセレネース®細粒0.2mg×2は継続していましたが，その半年後，しりもちをついて腰椎圧迫骨折を起こしたので半減しました。その3カ月後から本例は化粧をするようになったそうです。

▶大幅な改善をみせたのは圧迫骨折から11カ月後（初診から1年半後）のことです。改訂長谷川式スケール（HDS-R）は22点から20点と低下はしていますが，流涎や歯車現象（歯車様筋固縮）はなくなり，繁華街の美容院へ1人で自主的に出掛け，身だしなみが整うようになり，グループホームの見学者から施設長と間違えられるほど華やかで明るく理知的になったのです。時計描画テストも図1のように改善しました。

CASE 46 ● カクテル処方により施設長と間違えられるほど改善した例

書式A

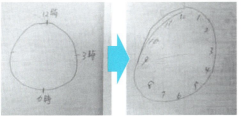

数字不足，円外数字，　　満点
蛇足

書式B

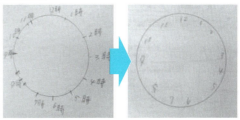

円外数字，蛇足　　満点

書式C

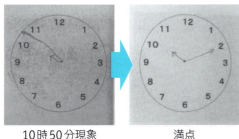

10時50分現象　　満点

採点結果

	治療前	治療後
書式A	1	1
書式B	6−0.5	6
書式C	1	2
合計	7.5	9
異常コード	4項目	なし

図1　カクテル処方前後の時計描画テスト

▶こういった改善が，決してドネペジル10mg，メマンチン（メマリー®）20mgのフルドーズで達成されるのではないということを多くの医師に知って頂きたいと思います。また，自殺未遂を起こした時点で精神科に依頼していたらどうなったか，よく考えてみてほしいと思います。本例はうつ病ではなく認知症なのです。

メソッドに基づく処方

ドネペジル　0.5mg
抑肝散　5g（2包）
セレネース®　0.4mg → 0.2mg
ジェイゾロフト®　25mg
メネシット®　50mg＋50mg

II-4　レビー小体型認知症

▶選択的セロトニン再取り込み阻害薬（SSRI）の早期投与が気分の安定化につながることが稀にある

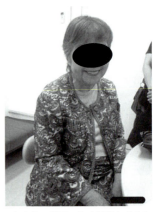

1年半後の様子。治療開始から1年で化粧するようになり時計描画テストは満点に改善。グループホームでは施設長と間違えられるほどに。

Column　コラム

時計描画テストの研究

▶時計描画テスト（clock drawing test；CDT）は，もともとは心理分析に使われていたものが，米国でアルツハイマー型認知症（ATD）の検出に応用されたものです。地域調査などでMMSEを行うと拒否する住民がいるため，CDTがスクリーニングとして重宝されます。教育程度や言語にはほとんど左右されません。

▶筆者も1990年代にCDTを認知症患者1,000人以上に対して精力的に行い，異常を49タイプにまとめ，採点法も確立しました。CDTスコアは，改訂長谷川式スケール（HDS-R）スコアと相関すること，脳波と相関すること，「ATDらしい描画」がどのようなものかなども判明しています。自動採点装置クロッキー（販売元：ユメディカ，大阪）は研究者に貸し出しされ，描画を採点してくれます。

▶軽度認知障害にも利用できるという意見や，一方で検出は難しいとする論文もあります。しかし，Mini-Cog™に採用されたり，今日でも研究論文が出されたりなど，息の長い検査法となりました。日本では高齢ドライバーに対する認知機能検査に取り入れられています。というのは，言語性知能を反映するHDS-Rよりも，運動性知能を反映するCDTのほうが，運転能力に相関するからです。

CASE 47 ドネペジル中止とパーキンソン病治療薬の整理で徐々に改善した例

74歳，女性。
HDS-R 6点。
レビー小体型認知症＋正常圧水頭症＋てんかん
初診時，身体が大きく傾斜し坐位の保持が困難でした。声が小さく，歯車現象（歯車様筋固縮）が強くみられました。家族によると「幻覚で急激に大ぼけになった」と言います（せん妄は一般の人からみると「大ぼけになった」と表現されることが多い）。
診断はレビー小体型認知症（DLB）ですが，CT画像では正常圧水頭症（NPH）も合併していました。その程度は脳外科医によっては手術適応となるほどの所見でした。ただし手術に耐えうる気力・体力はない状態でした。

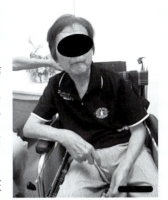

前医の処方
- ドネペジル 5mg
- ドンペリドン（ナウゼリン®）15mg
- レボドパ・ベンセラジド（マドパー®）3錠
- プラミペキソール（ビ・シフロール®）1.5mg

ドネペジルを中止してレビー小体型認知症に合うパーキンソン病治療薬を

- 前医の処方にはドネペジル5mgのほか，ナウゼリン®というドパミン阻害薬がありました。マドパー®やビ・シフロール®も，筆者は積極的に推奨しないパーキンソン病（PD）治療薬です。コウノメソッドでは，DLBにはレボドパ・カルビドパ（メネシット®）が第一選択で，マドパー®は合わない患者が多いです。これらは筆者の経験則ですが，DLB数千人の治療経験から得られた確かな感触です。また，傾眠のある患者に突発性眠気の副作用が起こりうるビ・シフロール®は，日中は処方すべきではないと考えます。

- 前医は自分の処方したマドパー®による嘔気を，パーキンソニズムをいっそう悪化させうるナウゼリン®で抑えようとしていた可能性がありますが，初めから本例に合うPD治療薬を探るべきでした。結果的に本例は心

身ともにガタガタでした。コウノメソッドに基づいて処方すればこうした状態は回避できたと考えられます。

▶本例に対して最もすべきことは，ドネペジルを全廃することです。ドネペジルは食欲も奪います。何度も述べているように，ドネペジル5mgを出してしまうと，それによって生じたパーキンソニズムをPD治療薬で打ち消すことは不可能です。

▶本例でみられる体幹傾斜は，①DLBそのものによるもの，②ドネペジル，ナウゼリン®による副作用（相対的ドパミン欠乏），③ビ・シフロール®による傾眠によるもの，④マドパー®による倦怠などによるもの，と想定されました。ドネペジルを中止することによる認知機能の低下はフェルラ酸含有食品で支えることができます（使用できない場合はリバスチグミン[リバスタッチ®パッチ]を処方します）。ビ・シフロール®とマドパー®の代替として，メネシット®1剤に整理しました。メネシット®を選ぶ理由は，先にも述べた通り経験的にDLBに最も合うことがわかっているからです*。

*ただし，マドパー®しか合わないという患者も稀に存在する。

▶てんかんの小発作があったため，バルプロ酸（デパケン®R）を100mgだけ処方しましたが，てんかんの専門医からみたら，そのような低用量では血中濃度が足りず，てんかんを予防できないと思われるかもしれません。とはいえ，筆者は傾眠を起こす抗てんかん薬を規定用量でDLBに処方するわけにはいきませんし，100mgでは効かないという発想はありません。患者個々の特性を考慮することのほうが大切なのです。

▶初診時に傾眠，もしくはアパシーであることも気になったので，シチコリン1,000mg注射を行いました。

認知機能を支えたフェルラ酸含有食品

▶フェルラ酸含有食品は（強）2本，（弱）1本の組み合わせに落ちつきました。本例の認知機能を支えたのはフェルラ酸含有食品であり，その組み合わせを工夫したところ，半年以上歩行していなかった本例が，歩行できるようになりました。廃用症候群は進行し，NPHも放置したままで，途中にはてんかんも起こるなど苦戦を強いられましたが，シチコリン注射で覚醒させながら摂取を継続したところ，8カ月後にはしっかりと改善しました。

フェルラ酸含有食品カクテル：フェルラ酸含有食品には，ガーデンアンゼリカの含有量で複数の種類があるので，患者の易怒性を勘案しながら強いものにシフトしていけば，歩行や嚥下の改善が期待できる。

▶フェルラ酸含有食品（強）が手術のできないNPHの歩行を改善することは，過去の経験から把握していました。家族と相談しながらフェルラ酸含有食品カクテル*の比率を探り，著効に結びつけることができました。

▶余談ながら,「ブログに載せるから写真を撮るよ！」と言うと,付き添いで来ていた3人の家族が「おばあさん,有名になるね」と盛り上がりました。夫に,メネシット®,フェルラ酸含有食品,シチコリン注射のどれが効いたと思うか尋ねたところ,「うーん,やっぱり3つとも効いたように思う」と言います。筆者の横で外来を見学していた大学病院医師も「そうか,何でも家族に聞けばよいのですね」と納得していました。

メソッドに基づく処方

メネシット®　100mg
デパケン®R　100mg
シチコリン注射　1,000mg
【フェルラ酸含有食品（強）　2本】
【フェルラ酸含有食品（弱）　1本】

金言　▶適応をよく見きわめずにドネペジルを処方すると,レビー小体型認知症は治せなくなる

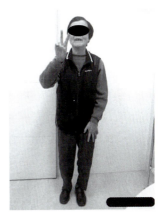

8カ月後の様子。こんなに生き生きした笑顔を見られるとは予想もしなかった。

Ⅱ 改善症例集 ● レビー小体型認知症

CASE 48 パーキンソン病治療薬を減量して速やかに改善した例

76歳，女性。
HDS-R 実施不可。
レビー小体型認知症
初診時，強いせん妄のために知能検査を実施することはできず，苦悶表情で痩せきった顔を歪めながら「だめだ！だめだ！」と繰り返し，筆者の腕を大根を洗うかのように手でこすりました。

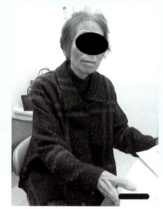

前医の処方
▶レボドパ・カルビドパ（メネシット®）600mg

メネシット®の減量・応急処置で急速に改善

▶前医（精神科医）はパーキンソン病治療薬のメネシット®を6錠（600mg）も処方していました。脳内ドパミン過剰で集中力がなくなっていることは明らかでした。一種の薬剤性統合失調症と表現してもよいかもしれません。非常に強い陽性症状があり，シチコリン注射を打つのもためらわれる状況でした。かえってハイテンションになってしまう可能性があったからです。

▶すぐにメネシット®を3錠に減らし，レビーセットを出して2週間後に再受診してもらうことにしました。本例受診当時のレビーセットは，ドネペジル微量，抑肝散，メネシット®です。さらにアルプラゾラム（コンスタン®）2mg，セルトラリン（ジェイゾロフト®）25mgを併用しました。ただしこの2剤はオプションです。なぜ用いたかといえば，早急に治さなければならないと思ったからです。速やかに改善させるためにジェイゾロフト®が食欲を改善させる経路も考慮したのです。コンスタン®は本例を落ちつかせるための処方です。実は本例は，後にLPC（レビー・ピック複合）であることが判明したので（病的にわがままになっていった），コンスタン®ではなくクロルプロマジン（ウインタミン®）でもよかったはずです。

▶初診時の様子が続くようなら，食事が摂れず死亡する恐れがあるほど重篤でしたが，受診後すぐに，施設職員も驚くほどの食欲が出て，普通食

の摂取が可能になりました。2週間後，家族が「河野先生のところへ行くよ！」と言うと，本例はスカーフを自分で選んで首に巻いてきてくれたのです。今度は，せん妄で筆者の腕をこするのではなく，きちんと握手ができました。まだ声は小さいものの，「ありがとう」と笑ってくれました。体重も2.5kg増加していました。

▶薬剤過敏性のある患者に対してメネシット®600mgを処方することは，人工的に中毒患者を造るようなものといえます。初診時の患者の様子を実際に見たら，読者諸氏もその表現が間違いでないことを認識されたでしょう。筆者の表現が決して過激ではないと思うはずです。本例は，残念ながら筆者の処方によって改善させたというより，望ましくない薬を減らしただけのことです。

▶この症例は，急速に元気になったあと，今度はわがままや易怒を示すようになり，LPCに診断を変更して抑制系薬剤を増量していきました。図1のように，ピックセットに変えていけばよいのです。また，最初はレビー小体型認知症＋前頭側頭葉変性症のLPCと思っていても，実は大脳皮質基底核変性症，進行性核上性麻痺，多系統萎縮症であることがわかる場合もあります。いずれにしても，歩行のためにリバスチグミン（リバスタッチ®パッチ），認知機能にフェルラ酸含有食品は必要であるといえます。

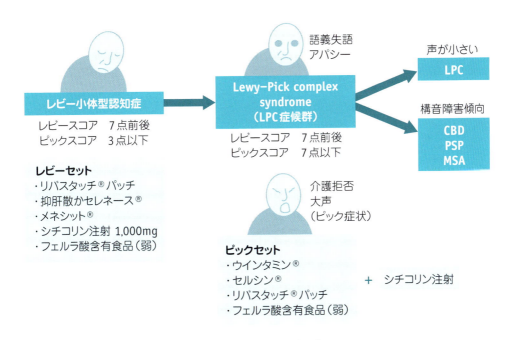

図1 レビースコア，ピックスコアを用いた病型鑑別の流れ
レビースコア3点以上：レビー小体型認知症，ピックスコア4点以上：前頭側頭葉変性症（FTLD）
LPC：レビー・ピック複合，CBD：大脳皮質基底核変性症，PSP：進行性核上性麻痺，MSA：多系統萎縮症

Ⅱ 改善症例集 ● レビー小体型認知症

| メソッドに
基づく処方 | メネシット® 300mg
ドネペジル 0.5mg
抑肝散 2.5g（1包）
コンスタン® 2mg → 1.2mg
ジェイゾロフト® 25mg |

金言　▶認知症診療において薬剤過敏のある患者を見逃すことは，中毒患者を造ることになりかねない

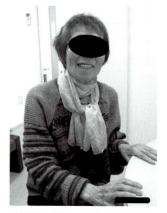

2週間後の様子。流動食から普通食に変わり，身だしなみを整えられるようになった。スカーフも自分で巻いてきた。

CASE 49 ドネペジル中止でDBCスコアが満点近くまで改善した例

79歳，女性。
HDS-R 16点。
レビー・ピック複合（LPC）
レビー小体型認知症による妄想のため，ピック病の陽性症状が惹起された状態でした。DBCスコア（後述）は右の通りでした。

| 前医の処方 | ▶ドネペジル 5mg |

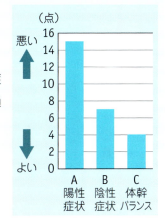

DBCシートの活用

▶本例はLPCの患者ですが，DBCシートのスコアが満点近くにまで改善した例として紹介します。

▶DBCシート（表1）とは，筆者が開発した「抑制系薬剤投与後の副作用チェック表」です。Dementia Balance Checkの略称ですが，"バランス"には3通りの意味があります。

▶コウノメソッドの処方の基本となるのが，患者のキャラクターが陽・陰のいずれであるかを判定して，陽証（元気すぎる）なら抑制系薬剤を，陰証（元気がなさすぎる）なら興奮系薬剤ないしは中核薬をまず処方することです。患者の陽・陰は，中核症状から派生した周辺症状のバランスのことですから，それを薬剤によって中間証とすることを重視します。中間証とは，単純な記憶障害，失見当，判断力の低下だけが残り，問題行動（BPSD）がない状態を指します。

▶コウノメソッドの本質は，中核薬なしでも介護者に喜んでもらえる処方にあります。ドネペジルが開発される前から介護者に評価されていたのは，抑制系薬剤で陽証の患者を鎮静化してきたからです。アルツハイマー型認知症と脳血管性認知症にはチアプリド（グラマリール®），前頭側頭葉変性症にはクロルプロマジン（ウインタミン®，コントミン®），レビー小体型認知症には抑肝散と，抑制系薬剤の第一選択は決定しています。

▶しかし，個々の患者に合った量の抑制系薬剤を処方するには経験が必要で

Ⅱ　改善症例集 ● レビー小体型認知症

表1　DBCシートと患者のスコア

A　陽性症状

	陽性症状項目	投薬前				投薬後			
1	いらだち，怒り，大声，暴力	0	①	2	3	⓪	1	2	3
2	介護抵抗，入浴拒否	0	1	②	3	⓪	1	2	3
3	帰宅願望，外出企図	0	1	②	3	0	①	2	3
4	不眠	0	①	2	3	0	①	2	3
5	徘徊（1日中，日中，夜間）	0	1	2	③	0	①	2	3
6	自己顕示，家族呼び出し頻回	⓪	1	2	3	⓪	1	2	3
7	焦り	0	①	2	3	⓪	1	2	3
8	妄想，幻覚，独語	0	1	2	③	0	①	2	3
9	神経質	0	1	②	3	⓪	1	2	3
10	盗み，盗食，大食，異食	⓪	1	2	3	⓪	1	2	3
合計		15点				4点（改善）			

B　陰性症状

	陰性症状項目	投薬前				投薬後			
1	食欲低下	⓪	1	2	3	⓪	1	2	3
2	あまり動かない（活力低下）	0	1	2	③	⓪	1	2	3
3	昼寝，傾眠，発語低下，無表情	0	1	②	3	⓪	1	2	3
4	うつ状態（否定的発言，自殺願望）	0	1	②	3	⓪	1	2	3
5	無関心（リハビリテーション不参加）	⓪	1	2	3	⓪	1	2	3
合計		7点				0点（改善）			

C　体幹バランス

	体幹バランス項目	投薬前				投薬後			
1	体幹傾斜	⓪	1	2	3	⓪	1	2	3
2	易転倒性	⓪	1	2	3	⓪	1	2	3
3	小刻み歩行	0	1	2	③	0	1	②	3
4	嚥下不良，むせる	0	①	2	3	⓪	1	2	3
5	突進または振戦（パーキンソン病）	⓪	1	2	3	⓪	1	2	3
合計		4点				2点（改善）			

す。グラマリール®には25mg錠，コントミン®には12.5mg錠がありますが，その1錠では強すぎる患者がいます。筆者は30年以上の認知症診療経験の間，無数の失敗（抑制系薬剤の過量による過鎮静）を犯してきたことが礎となって，今では初診から個々の患者の適量がだいたいわかりますが，一般の医師にこのようなことは期待できません。

▶当院では，グラマリール®細粒15mg，ウインタミン®細粒4mg，6mgがあらかじめ調剤されています。年齢の若い精神疾患の患者に使う薬を認知症患者に応用するわけですから，規定外の低用量を処方する労を惜しんではなりません。そして，このようにして自分の処方した抑制系薬剤で患者が過鎮静になっていないかをチェックするのがDBCシートです。

DBCシートの評価方法

▶まず，処方前に「陽性症状」10項目，「陰性症状」5項目，「体幹バランス」5項目を4段階評価しておきます。ここでいう「体幹バランス」が，DBCのB，2つめのバランスです。

▶本例では，肝心の「陽性症状」（低スコアのほうがよい）は15点から4点にまで低下し，静穏化したことがうかがえます。一方，「陰性症状」は7点から0点，「体幹バランス」も4点から2点と改善しています。すなわち，3大項目とも0点になった状態が完璧な中間証であり，あとは中核症状に対する処方を整えればよいという，理想的な本格治療開始体制になった状態を示すのです。

▶本例の陽性症状が改善した最大の理由は，前医の処方していたドネペジル5mgを中止したことです。そのほかはフェルラ酸含有食品（弱）3本，抑肝散2.5包（夕のみ1包の半分）を使用したのみです。改善後は，ガランタミン（レミニール®）4mg（規定量の半量），抑肝散7.5g（3包）としました。仮にレミニール®でハイテンションになってしまっても，DBCシートのスコアが良好な状態からスタートしているので修復が可能です。

▶最後に3つめのバランスの意味を申し上げましょう。それは患者を救うか，介護者を救うかのバランスです。一方しか救えないときは，介護者を救うのがコウノメソッドの基本理念です＊。

なお，筆者の著書以外でDBCシートを紹介している書籍（近刊）には，高瀬義昌編著『すぐに役立つ！認知症の治療とケア─基本から実践まで』（じほう，2017）がある。

メソッドに基づく処方

抑肝散　6.25g（2.5包）
【フェルラ酸含有食品（弱）　3本】
●改善後
抑肝散　7.5g（3包）
レミニール®　4mg
【フェルラ酸含有食品（弱）　3本】

II 改善症例集 ● レビー小体型認知症

 ▶新たな抑制系薬剤で患者を落ちつかせる前に，まずはドネペジルの減量・中止を試みる

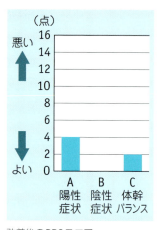

改善後のDBCスコア。

CASE 50　"食欲セット"とシチコリン注射1回で食欲が改善した例

85歳，男性。
HDS-R 14点。
レビー小体型認知症
2年10カ月診てきた患者です。当初はアルツハイマー型認知症と考えていたため，易怒を考慮してドネペジル1.5mg，チアプリド（グラマリール®）細粒15mg×2などで治療を開始しました。ところが経過中にレビー化してきて，前立腺癌，黒色便などがみられるようになり，やがて車いす使用となりました。

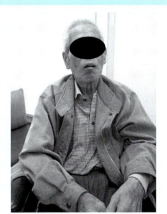

患者の波に合わせて処方を変更する

- 車いすを使用するようになってから「えらい，えらい」と言うようになり，歩行時の呼吸困難にテオフィリン（テオドール®）が効果を示したことなどから，内科全般の対策が必要でした。

- その後，臨時で当院を受診したときには，まったく食事が摂れなくなっていました。心不全，肺炎がないことを確認し，まずドネペジルを減量し，シチコリン注射で覚醒させ，亜鉛欠乏を想定してポラプレジンク（プロマック®D），"禁じ手"のスルピリド（ドグマチール®）50mg錠を1錠のみ短期的に投与しました。その結果，3日で改善がみられました。

- レビー小体型認知症（DLB）にもかかわらずドグマチール®を投与できたのは，ドパミン阻害薬のドネペジルを減量した分，ほかのドパミン阻害薬を使えるという理論からです。緊急時にはこうした細やかな薬の出し入れが必要になります。

- 改善後2カ月目の処方では，ドグマチール®は中止し，プロマック®D2錠→1錠と減量して，速やかに臨時セットを撤退させていきます。当院では処方の変更は頻回です。患者の波に合わせて処方を調整していく，いわばサーフィンアレンジです。

Ⅱ　改善症例集　● レビー小体型認知症

"食欲セット"について

▶"食欲セット"とは，**ドグマチール®50mg＋プロマック®D75mg錠1〜2錠**を基本とした処方のことです。血清亜鉛欠乏がなくてもプロマック®Dは処方して下さい。ドグマチール®はパーキンソニズムを誘発しますが，「1日1錠（50mg），30日で撤退」と決めておけばパーキンソニズムのある患者にも害はありません。妄想や昼夜逆転がみられたり，表情がボーッとしている場合はDLBの可能性が高く，シチコリン1,000mg注射を1回のみでもよいのでその場で打っておくと効果的です。

▶前頭側頭葉変性症，特にピック病は食欲が不安定で，過食の時期，拒食の時期があります。ピック病は甘いものを好むので，ラコール®，エンシュア®リキッドを処方すれば飲んでくれる可能性が高まります。過食の時期は炭水化物を好むため，ビタミン，微量元素が欠乏することがありますが，高エネルギー栄養飲料にはそういった栄養素も含まれているので，応急処置として飲ませると同時に治療（栄養素補充）も兼ねることができます。

メソッドに基づく処方

●初診時
ドネペジル　1.5mg
ニセルゴリン（サアミオン®）　6mg
グラマリール®細粒　30mg
クロピドグレル（プラビックス®）　50mg

●その後
ドネペジル　2.5mg
メマンチン（メマリー®）　5mg
レボドパ・カルビドパ（メネシット®）　100mg
レボドパ・ベンセラジド（マドパー®）　1錠
ペルゴリド（ペルマックス®）　100μg
アロチノロール　2.5mg
ジヒドロエルゴトキシン（現在は販売停止）　2mg
ラコール®　1本

●臨時来院時（一時的な処方）
ドネペジル　1.67mg
（その他の薬剤は変更なし）
シチコリン注射　1,000mg
プロマック®D　150mg → 75mg
ドグマチール®　50mg（普段は禁忌）→ 中止

CASE 50 ● "食欲セット"とシチコリン注射1回で食欲が改善した例

▶認知症患者の食欲低下は生命の危機に直結する。1週間以内に改善させる必要がある

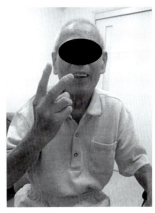
2年後の様子。

Ⅱ-4 レビー小体型認知症

II 改善症例集 ●レビー小体型認知症

CASE 51 頻回のシチコリン注射で歩行が可能になった例

78歳，女性。
レビー小体型認知症＋脊柱管狭窄症
当院への長い通院歴をもつ患者です。非常に強い幻覚，せん妄，好・不調の波，難聴，依存心があり，5年間処方を試行錯誤してきました。

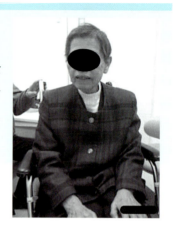

頻回のシチコリン注射が改善の糸口に

- ▶筆者は5年間の試行錯誤の末，本例を治すには頻回にシチコリン注射を打つしかないと考えました。
- ▶患者の地元にシチコリン注射に協力してくれる医師をようやく見つけ，頻回に注射を打ってもらうよう調整したところ，大変速やかに改善しました。
- ▶現在処方しているパーキンソン病治療薬は，レボドパ・カルビドパ（メネシット®）600mg，レボドパ・ベンセラジド（マドパー®）1錠，ドロキシドパ（ドプス®）100mg，プラミペキソール（ビ・シフロール®）2mgです。いずれもコウノメソッドでレビー小体型認知症（DLB）への使用を認めている薬だけです。DLBに対して，このほかにはペルゴリド（ペルマックス®）以外の薬は推奨していません。合わないことが経験的にわかっているからです。
- ▶本例には脊柱管狭窄症もあるため，リマプロスト（プロレナール®）を併用しており，妄想にはハロペリドール（セレネース®）0.2mg×2を処方しています。抑肝散を使わない理由は，本例は常に食欲がなく，かなり強い妄想があるからです。確実に効果が見込める薬剤を少量使うのが処方のコツといえるでしょう。
- ▶非常に強いパーキンソニズムがあるにもかかわらずセレネース®を使用できるのは，これまで何度も述べてきた通り，ドパミン阻害薬であるドネ

ペジルを処方していないからです。本例の場合，0.5mgでも不可です。リバスチグミン（リバスタッチ®パッチ）4.5mgを開始しても反応がなかったため，9mgに増やす前にシチコリン注射の頻度を増やす試みをして，それが奏効したのです。

▶幻視・妄想が強く歩行障害も著しいDLBに対して，抑制系薬剤が処方できないようであれば，リバスタッチ®パッチとシチコリン注射だけでも改善が見込めるのではないかと思います。フェルラ酸含有食品（弱）を加えればさらに改善率は上がるでしょう。

▶シチコリンは，ブドウ糖などで希釈して静注します。慎重を期して点滴で行う必要はありません。静脈が出ない患者は，2mLずつ両肩に筋注してもかまいません。

▶当院は遠方から受診する患者が多く，シチコリン注射だけを目的とした頻回の来院は難しいことが多いです。そこで地元医に委託するのですが，協力を仰げない場合は，地域包括支援センターに連絡し，訪問看護師に注射の指示書を発行して依頼しています。患者の入所する施設に看護師がときどきでも来るようなら，来た日に打ってもらっています。ほとんどのDLBはシチコリン注射により覚醒するため，患者，家族だけでなく，施設職員や看護師本人からも大変喜ばれます。

メソッドに基づく処方

シチコリン注射　1,000mg（1回／週）
メネシット®　600mg
マドパー®　1錠
ドプス®　100mg
ビ・シフロール®　2mg
プロレナール®　10μg
セレネース®　0.4mg
リバスタッチ®パッチ　4.5mg

Ⅱ 改善症例集 ● レビー小体型認知症

▶シチコリン注射による覚醒作用は，難聴のレビー小体型認知症を改善させることがある

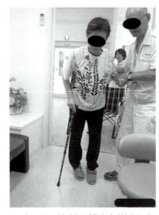

シチコリン注射の頻度を増やした直後の様子。

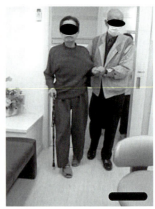

シチコリン注射の頻度を増やしてから7カ月後の様子。前を向いて歩けるようになった。

194

CASE 52 シチコリン注射とフェルラ酸含有食品で経口摂取が可能になった例

84歳，男性。
レビー小体型認知症＋脳血管性認知症
非常に印象に残っている症例です。3回の脳卒中発作の既往がある男性で，車いすで来院しました。経鼻経管栄養が行われており，左手に安静時振戦がみられました。家族によると幻覚と易怒があるということでした。

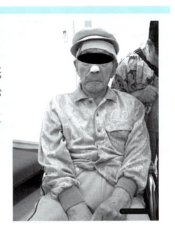

フェルラ酸含有食品が経口摂取の可能性を開く

▶ 今にして考えると，本例はLPC（レビー・ピック複合）だった可能性がありますが，当時はレビー小体型認知症（DLB）と考えるのが精一杯でした。シチコリン500mgを注射し，陽性症状に対してはクロルプロマジン（ウインタミン®）4mgとハロペリドール（セレネース®）0.75mg錠を半錠ずつ朝夕に処方しました。振戦があるのにパーキンソン病治療薬も出さずにドパミン阻害薬であるセレネース®を処方することなどありえないと思われるかもしれません。しかしDLBの場合，幻覚・妄想が食欲を落とし，易怒を誘発させる場合が多く，まずシチコリンで覚醒させ，セレネース®の1回量は0.375mgに抑え，足りないと思われる分は危険分散でウインタミン®を足したのです。フェルラ酸含有食品（弱）も用いましたが，ドネペジルは0.5mgでも処方する気にはなれませんでした。

▶ 妄想には抑肝散を用いるのが安全ですが，経管栄養チューブを詰まらせることがあること，チューブが入っている患者は電解質のバランスが崩れていることが多く，血清カリウムを揺さぶるのは避けたいという点から使用しませんでした。確実に効果の出る薬剤を処方したかったのです。患者の様子から，何度も処方を見直している時間はないと感じていました。

▶ 2度目の受診時には経管栄養チューブはなくなっており，ふっくらと太った顔で来院しました。「食べすぎるくらい口から食べている」と言うのです。機嫌もよく駆け足もでき，リハビリテーションにも参加していると

のこと。本例は易怒があったのでフェルラ酸含有食品を(弱)にしておきましたが，嚥下機能を改善するためには(強)でないと効果がないことが多いです。また脳梗塞による誤嚥にはあまり効果がない印象がありました。ところが本例には(弱)がマッチしたようです。

▶このような症例があるたびに，介護施設の職員は驚きます。「結局みな悪化していく」認知症の患者を毎日世話していても，なかなかモチベーションが上がらず，職場を去っていく人も多いと聞きます。老衰もあるとはいえ，毎日のように世話をしていた人の死に遭遇し，あるいは窒息という突発的な事象に遭遇し続けると，神経が参ってしまうのでしょう。

▶本例が幸運だったのは，既に鼻から栄養やフェルラ酸含有食品を注入する経路が確保されていたことでした。胃にフェルラ酸含有食品を入れることさえできれば，筆者の経験上かなりの確率(75%)で改善することが確認されているため，医師としても自信をもって「あきらめられた患者」と向き合うことができます。フェルラ酸含有食品の作用は，筆者の数千人への推奨経験から，平均40日で現れます。早くて4時間，遅くて10カ月後です。

メソッドに基づく処方

シチコリン注射　500mg
ウインタミン®　4mg
セレネース®　0.75mg（半錠［0.375mg］ずつ朝夕）
【フェルラ酸含有食品（弱）　2本】

▶フェルラ酸含有食品は，嚥下機能回復に寄与する食品である

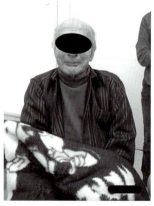

1カ月後の様子。経口摂取可能に。食べすぎるぐらいよく食べ，駆け足もできるようになった。穏やかな笑顔がみられるようになった。

Column

パーキンソン病治療薬だけで歩行を改善させようと思ってはならない

▶神経内科医の傾向として，レビー小体型認知症（DLB）の歩行障害はパーキンソン病（PD）治療薬でしか治療できないと考えている様子が処方からみてとれることがあります。DLBは，脳内ドパミン欠乏だけが歩行を悪化させている要因ではないということ，幻覚・妄想を予防するためにPD治療薬はあまり使えないこと，薬剤過敏性があるため，むしろ低用量の薬でも歩けるはずであること，DLBに合うPD治療薬は限られること，意識レベルを上げたり，ドネペジルをやめたりするだけでも非常によく歩けるようになること，をぜひ学んでほしいと思います。

▶コウノメソッド（2016）におけるDLBへの処方薬は，選択順にレボドパ・カルビドパ（メネシット®，ドパコール®），ペルゴリド（ペルマックス®），レボドパ・ベンセラジド（マドパー®）のみです（図1）。ほかにオプションとしてドロキシドパ（ドプス®）＝最初の一歩を踏み出させるため，血圧を上げるため，プラミペキソール（ビ・シフロール®）＝レストレスレッグス症候群に，アマンタジン（シンメトレル®）＝活気を出すため（100mgまで許可），です。

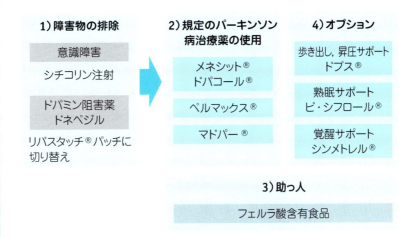

図1　レビー小体型認知症に対するパーキンソン病治療薬の選択
レビー小体型認知症において，これら6種のパーキンソン病治療薬で治せない症例はほとんどない。

CASE 53 点滴が無効だったレビー小体病にサプリメントが寄与した例

74歳，女性。
HDS-R 27点→29点で維持。
レビー小体病＋非定型うつ病
半年ほど当院に通院しています。CTでは脳幹梗塞も認められます。全体像としてレビー小体病と思われ（図1），改訂長谷川式スケール（HDS-R）は27点→29点→29点と良好に推移してきました。

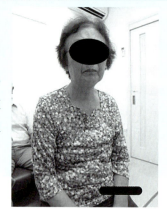

| 前医の処方 | ▶ミルタザピン（リフレックス®）15mg
▶アミトリプチリン（トリプタノール®）10mg |

点滴無効例に対するサプリメントの活用

▶現在，前医の処方に加えてニトラゼパム5mg，リバスチグミン（リバスタッチ®パッチ）4.5mg，抑肝散1包を処方していますが，傾眠に対してサプリメントのCDPコリン（1カプセル［朝］＋1カプセル［昼］）の摂取を開始したところ，明らかに活気が出てきました。本例はそれまでに，コウノカクテル点滴を8回ほど受けていましたが無効でした。その後，独語が現れてきましたが，それがCDPコリンによるものかどうかは不明です。独語が現れる場合，認知症の可能性が強いです。

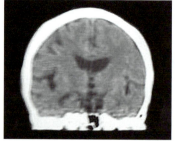
ATDやFTLDを支持する所見がみられない

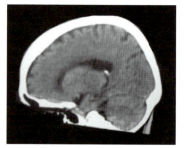
DLBで矛盾しない所見

図1　CT画像
ATD：アルツハイマー型認知症，FTLD：前頭側頭葉変性症，DLB：レビー小体型認知症

CASE 53 ● 点滴が無効だったレビー小体病にサプリメントが寄与した例

▶本例は，明らかにうつ表情で，いつも泣きそうな顔をしており，小声で声が裏返っています（ピック系）。相手の目を見ることはありません。精神疾患的な色彩が強い様子ですが，家系に精神疾患の既往がある人はいません。

▶CDPコリンはサプリメントではありますが，多くの論文が出ており，認知機能[1]，意識障害[2]以外にも，うつ状態[3]を改善させる可能性も指摘されています。したがって，陰性症状全般に対して試みる価値があると筆者は考えます。全員に奏効するわけではありませんし，改善率は医師の見きわめ（どの患者に推奨するか）にもよりますが，「ハイテンション，易怒には禁止」と言ってよいほどの作用を現すことも少なくありません。

▶本例の場合，半年後には非常に豊かな表情になったものの，反対に少し落ち着きがなくなったので，CDPコリンを1日1カプセル→2カプセル→1カプセル→2カプセルのように，隔日で増減することにしました。

三環系抗うつ薬について

▶三環系抗うつ薬は，高齢者や純粋な認知症にはほとんど使う機会はないと思っていました。しかし，軽度認知障害（MCI）の患者群を数年追跡していくと，双極性障害や注意欠如・多動性障害（ADHD）だと気づくことがあります。ADHDに認可された薬剤（メチルフェニデート［コンサータ®］，アトモキセチン［ストラテラ®］）は実は三環系抗うつ薬に作用機序が似ており，筆者はノルトリプチリン（ノリトレン®）の投与でADHDの意欲向上に成功した経験があります。したがって，三環系抗うつ薬の少量投与法も使う機会があるものと考えています。

メソッドに基づく処方

【CDPコリン】

Ⅱ-4　レビー小体型認知症

199

| 金言 | ▶ 保険薬や点滴よりサプリメントのほうがマッチする患者はめずらしくない |

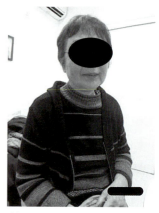

半年後の様子。豊かな表情になった。

●文 献

1) Castagna A, Cotroneo AM, Ruotolo G, et al : The CITIRIVAD Study : CITIcoline plus RIVAstigmine in Elderly Patients Affected with Dementia Study. Clin Drug Investig 36 : 1059-1065, 2016.
2) Popugaev KA, Savin IA, Sokolova Elu, et al : Citicoline as component of the therapy of postoperative delirium in neurosurgical patients. Anesteziol Reanimatol 4 : 50-54, 2013.
3) Brown ES, Gabrielson B : A randomized, double-blind, placebo-controlled trial of citicoline for bipolar and unipolar depression and methamphetamine dependence. J Affect Disord 143 : 257-260, 2012.

II 改善症例集

5 その他の認知症

Ⅱ 改善症例集 ● その他の認知症

CASE 54 脳血管性認知症から軽度認知障害に改善した例

79歳，女性。
HDS-R 28.5点（74歳初診時23点）。
脳血管性認知症（後に変更）
初診時，娘に連れられて来院しました。化粧もしておらず，ボーッとした表情で，CT画像では海馬萎縮がなく，神経原線維変化型老年期認知症（SD-NFT）かと考えました。

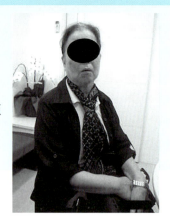

脳萎縮が強くても改善する患者はいる

▶初診時以外は1人で来院していた女性患者です。改訂長谷川式スケール（HDS-R）は23点で，明らかに治療が必要なレベルでしたが，「薬はいらない，サプリメントだけでいい」と言うので，保険薬の処方はしませんでした。その後は年に1回来院していました。その結果，5年間でHDS-Rは28.5点まで上昇し，軽度認知障害（MCI）と呼べるまでになってしまったのです（図1）。

▶前頭葉は結構萎縮していますが，脳回の矮小化はなく，かといってフロンタルレビーの症状もありません（図2）。「いろいろと友達も増えた」と話

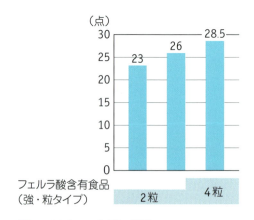

図1　HDS-R 5年間の推移

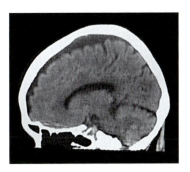

図2　病的意義のない前頭葉萎縮

していたことから，生活環境がよかったのでしょうが，フェルラ酸含有食品も奏効したものと考えます．推奨したのは，フェルラ酸とガーデンアンゼリカが1：1のタイプ（フェルラ酸含有食品［強・粒タイプ］）です．

▶本例の場合，HDS-Rの遅延再生が常に満点（6/6）だったので，アルツハイマー型認知症（ATD）ではないと思っていました．5年間でHDS-Rが5.5点も上がるATDなどいないでしょう．本例には周囲を困らせる症状はなく，当初はSD-NFTを疑っていたのですが，大脳皮質の沈み込みなどの所見から，CTでは読影しきれない虚血脳だろうと今は思います．

病的な前頭葉萎縮とは

▶病的な前頭葉萎縮とは，脳回の矮小化です．図3を見て下さい．右側のCT画像は57歳女性（対照として例示）のものですが，これだけ強く萎縮すると，当然ながら無言症で，感情不安定で怒ったり泣いたり（二度童）

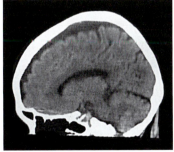

生理的，虚血性皮質萎縮
沈み込み
HDS-R 23→26→28.5（5年）
79歳女性，軽度認知障害，HDS-R 28.5点

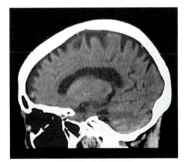

変性性皮質萎縮
切れ込み
HDS-R 8→0（4年）
57歳女性，ピック病，HDS-R 0点

図3　大脳皮質の生理的萎縮と病的萎縮

がみられます。これに比べて本例（左側CT画像）では，脳回の矮小化はありません。生理的萎縮と虚血性萎縮の混合なのだろうと推測します。

▶結局，友人が増えたという環境，フェルラ酸含有食品を摂取していたこと，変性性認知症ではなかったことから，このようなHDS-Rの上昇が得られたのでしょう。途中，フェルラ酸含有食品は継続し，それを増やすべきと助言したことも，医師の仕事として大事だったと思います。

メソッドに基づく処方

【フェルラ酸含有食品（強）　2〜4粒】

金言

▶患者本人の判断（「薬はいらない」）は，正解であることが少なくない。長く通院してもらうことで医師は学ぶことができる

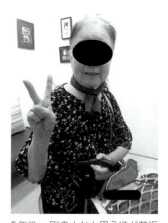

5年後。別の人かと思うほど若返った。処方なしで1年に1度来院していたのみ。フェルラ酸含有食品（強・粒タイプ）を1年前に2粒から4粒に増量していた。

CASE 55 脳血管障害後の認知症にルンブルクスルベルス含有食品が寄与した例

74歳，女性。
HDS-R 0点。
1年6カ月ほど前から車いすで通院しています。
喫煙歴あり（現在は禁煙）。脳梗塞のために左片麻痺になり，その後くも膜下出血を発症。攣縮で2回目の脳梗塞も起こり（図1），失語症となりました（そのために改訂長谷川式スケール［HDS-R］は0点です）。

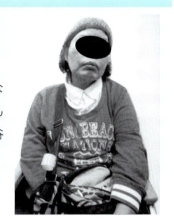

サプリメントによる回復はありうる

- 初診時は上写真の通り不機嫌で気だるそうな態度があり，本人にもどうにもならない感じでした。うつとかアパシーというよりも，「生きているのがつらい」という重さでした。
- 現在までガランタミン（レミニール®）4mg＋4mg，易怒にチアプリド（グラマリール®）50mg×2を処方してきました。何しろ本例は筆者の前で一度も笑ったこともなければ，目線による挨拶をしたこともないのです。
- 半年前には尿管結石3個を排出。筆者も「料理にココナッツオイルを入れてみたら？」などと助言するのが精一杯であるほどの満身創痍ぶりです。食事中はむせがあり，夜間無呼吸がみられるとのことです。そこで，嚥下機能改善のためにイミダプリル（タナトリル®）1.25mg×2を開始し，動脈硬化に作用するサプリメントのルンブルクスルベルス含有食品（3カプセル［夕］）を提案しました。

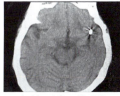 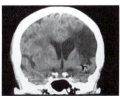 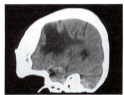 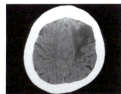

クリッピング手術　　　　失語症領域の梗塞

図1　CT画像

▶本例には日中の傾眠があるわけではないので，シチコリンの適応とは感じませんでした．筆者の頭の中では，おそらく体中の血管が動脈硬化を起こしているのだろうというイメージで，ルンブルクスルベルス含有食品という選択になりました．

▶次の外来では，「サプリメントで劇的によくなった！」と診察室に入室してきました．確かに一目見て，別人のようになっていました．ルンブルクスルベルス含有食品を開始した直後の夜からいびきをしなくなり，無呼吸がなくなったそうです．たまに飲み忘れると必ず無呼吸になるため，家族は本例を無理にでも起こして夜中にルンブルクスルベルス含有食品を摂らせています．すると呼吸が復活する．摂取するとしないのとでは，それくらい差が歴然としているというのです．

▶当院のスタッフに本例の写真を見せるとみな驚きました．動脈硬化を"治す"保険薬がない中で，やはりコウノメソッドにおいて，虚血系・うつ系にはルンブルクスルベルス含有食品は欠かせないと認識した症例となりました．ルンブルクスルベルス含有食品は動脈構造の変化も数カ月で達成できる，きわめて重要なサプリメントであると考えます．

> **メソッドに基づく処方**
>
> 【ルンブルクスルベルス含有食品　3カプセル（夕）】

▶ルンブルクスルベルス含有食品は即効性すら期待できるサプリメント．「サプリメントは効かない」という思い込みは捨てるべき

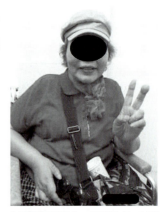

1年半後の様子．サプリメント開始直後から，いびき，無呼吸が消失し，別人のようになった．

CASE 56 交通事故後遺症からの回復にフェルラ酸含有食品が寄与した例

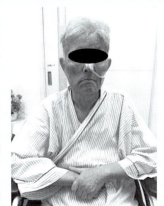

70歳，女性。

他院に入院中でありながら，遠方から自費で受診されました。7年半前に交通事故で左側頭葉挫傷。右硬膜下血腫で手術（図1）。その後，幻聴が出現し，「助けてー」と発言したことから精神科医に「統合失調症」と診断され，炭酸リチウム（リーマス®，双極性障害の治療薬）などを処方されていました。体力面，認知機能面も悪化していき，半年の間，強い抗精神病薬が処方されていました。

娘はコウノメソッドを知り，サプリメントで今の状態（経鼻栄養，過鎮静）から抜け出したいと考え当院に相談に訪れたとのことでした。

前医の処方	▶リーマス® など

当院受診までの経緯

- ▶当院受診の4カ月ほど前，徘徊があり，脱水のためにA病院に入院。70歳にもかかわらず，「老衰だ，このまま看取りなさい。そういう時代ですよ，薬のせいではないの」と言われたそうです。
- ▶その後B病院へ移り，経鼻栄養開始。その間に肺炎を起こして3週間絶食となり，退院するよう言われたそうです。さらにC病院（精神科病院）へ移ったところ，嚥下機能を診てくれ，リバスチグミン（イクセロン®パッ

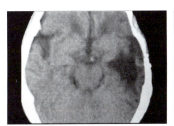
患側側頭葉の広範なダメージ

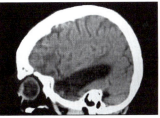
健側側頭葉は正常

図1　CT画像（左側頭葉挫傷）

チ）が開始されましたが，13.5mgで皮膚は真っ赤になり，下痢が続き精神的にも不調をきたしたにもかかわらず，18mgに増量されました（娘の訴えで，主治医はその後用量を9mgに変更）。

▶その後，入院中ではあったものの当院を初診。娘はコウノメソッドに基づいて，サプリメントで何とか今の状態を抜け出したいと訴え，フェルラ酸含有食品（弱）を摂取することになりました。

フェルラ酸含有食品の可能性

▶病院に戻り，娘が週3回の面会の折にさっそく飲ませ始めたところ，7日後に病院の理学療法士が「あれ！　歩けるじゃないか！」と驚いたそうです。

▶その後，嚥下テストにも合格（そのときにはフェルラ酸含有食品［強］に変更していました）。病院のスタッフは「なぜ改善したかわからない」と言っていたそうです。しかしその後，胃瘻を造設することになり，3カ月後に退院。さらに3カ月後，半分は経口摂取ができるようになっていきました。

カプサイシン入りフィルム状食品：トウガラシエキスをフィルム状にした食品（サプリメント）。嚥下対策として，食前にフィルムを舌の上で溶かして摂取する。

▶筆者は嚥下にカプサイシン入りフィルム状食品（カプサイシンプラス®）＊を推奨し，スルピリド（ドグマチール®）を少量服用することを提案しました。結局，本人がカプサイシン入りフィルム状食品を嫌がり，摂取は続かなかったものの，その後11カ月間自宅で過ごして，当院に回復の挨拶に来てくれました。イクセロン®パッチは中止したそうです。

コウノメソッド医療者：コウノメソッドに基づいて治療することを約束する医師をコウノメソッド実践医と呼ぶが，医師以外の医療・介護職者や介護経験者で，同様にコウノメソッドに基づいて行動できる者をコウノメソッド医療者と呼び，登録制となっている（国家資格がなくても，介護者は立派な医療スタッフだと筆者は考える）。コウノメソッド実践医および医療者は，筆者がアップする医療情報を閲覧することができる。

▶胃瘻は継続していますが，200kcalを注入しているだけで，両手を使って軟飯を食べています。娘は「もうフェルラ酸含有食品だけでいけます」と言っています。改善したのですから，わざわざ遠くから来院頂く必要はないのですが，こうしてコウノメソッドの効果を報告してくれるのはありがたいことです。娘は介護経験者としてのコウノメソッド医療者＊でもあります。このような輪が広がれば，より多くの入院中の患者が自宅に戻れる可能性があると考えます。

CASE 56 ● 交通事故後遺症からの回復にフェルラ酸含有食品が寄与した例

| メソッドに基づく処方 | 【フェルラ酸含有食品】 |

▶誤った処方がなされていても，フェルラ酸含有食品がその副作用を減じる可能性がある。退院が難しいと思われる患者が自宅に戻れることさえある

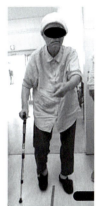
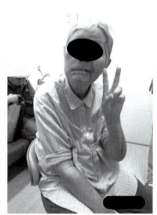

Ⅱ-5　その他の認知症

Ⅱ 改善症例集 ● その他の認知症

CASE 57 LPCに似た石灰化を伴うびまん性神経原線維変化病が改善した例

83歳，女性。
HDS-R 16点。
石灰化を伴うびまん性神経原線維変化病
本例は急激に陽性症状が悪化し，当院の初診予約日を待っている間に，筆者の「認知症ブログ」（当時）を読んだ娘が本例にフェルラ酸含有食品（弱）2本を飲ませたそうです。すると1カ月単位で症状が改善し，まったく食事が摂れなかった状態から，自分で全量摂取できるようになったといいます。2カ月後に当院を初診した際には既に穏やかで，語義失語はありませんでした。

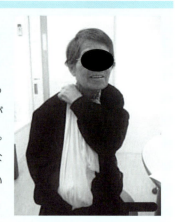

LPCに似た石灰化を伴うびまん性神経原線維変化病

▶2カ月前までは，相手の都合を考えない，相手の言葉を理解できないといった症状があったといいます。ピック病と意味性認知症を疑わせる症状なので，筆者は前頭側頭葉変性症（FTLD）だろうと推測しました。改訂長谷川式スケール（HDS-R）は16点，数字関係3/4，遅延再生2/6で非特異的なパターン，すなわちアルツハイマー型認知症以外であることを示しており，やはりFTLDだと考えたのです。しかしピックスコアは3点しかなく，反対にレビースコアは6.5点ありました。つまり，幻視，寝言，嗜眠，ファーストリジッド*，体幹傾斜（ひどいときは坐位保持困難）があるのです。スコアはLPC（レビー・ピック複合）に近いのですが，今ひとつ腑に落ちませんでした。

ファーストリジッド：歯車現象を確認する際，最初の屈伸時のみ抵抗があること。

▶結局本例は，CTにより病理診断が確定しました。石灰化を伴うびまん性神経原線維変化病（DNTC）だったのです。小阪[1]によれば，DNTCは，日本人に多く欧米人に少ない不思議な認知症で，緩徐進行性の皮質性認知症を示し，前頭葉・側頭葉症状が特徴的であるとされています。また診断を支持する所見として，後期の錐体外路症状の出現があります。つまり，DNTCがLPCのようなスコアになるのは当然なのです。

▶CT画像で特徴的なのは，淡蒼球・歯状核に著明な石灰化があることです

CASE 57 ● LPCに似た石灰化を伴うびまん性神経原線維変化病が改善した例

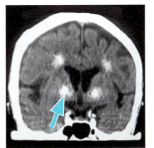
淡蒼球の石灰化

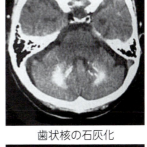
歯状核の石灰化

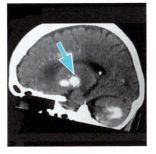

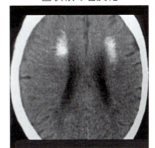

図1　CT画像

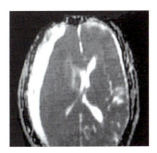

図2　手術前の慢性硬膜下血腫（CT画像）

（図1）。筆者はこれまで10例以上のDNTCを診てきましたが，本例の石灰化が最も高度です。

▶本例の悪化は，歩行訓練が嫌でうつ状態になり，まったく食べなくなったのが始まりで，やがて医療従事者から悪口を言われていると思うようになり（被害妄想），会話が成り立たなくなっていった（語義失語）ようです。歩行もままならなくなり，慢性硬膜下血腫（図2）の手術から3カ月後に介護保険を申請し，要介護3に認定されて介護施設に入所しました。

▶その後は前述の通り，フェルラ酸含有食品（弱）を開始し，2カ月で杖歩行できるようになったそうです。入浴動作などもわずかな介助でできるほどになりましたが，自身でポータブルトイレを使用した際に転倒して右手関節を骨折し，その直後に当院初診となりました。

▶初診時には，既に完璧といえるほどに改善しており，筆者は何もすることはありませんでした．それでも予約をキャンセルすることなく娘と一緒に挨拶に来てくれました．転倒が目立つことからドパミン不足が考えられ，ピック症状もみられることから，ますますLPCに似ている印象をもちます．それでもフェルラ酸含有食品だけで医師の助けもなく改善しました．

▶パーキンソン病治療薬も中核薬も必要ありませんでした．ピック症状があったのでフェルラ酸含有食品（強）ではなく（弱）にしたという選択も正解だったように思います．現在では，ピックスコアもレビースコアもずいぶん低下しています．筆者はこれまで，レビースコアとピックスコアがともに高く，LPCと診断しかけたもののLPCではないという症例（進行性核上性麻痺，大脳皮質基底核変性症，筋強直性ジストロフィー，舞踏病など）も経験しました．違和感がある場合はとりあえず「LPC症候群」としておき，精査していくのがよいのではないかと思います．

▶なお，筆者は以前にもフェルラ酸含有食品（強）で非常に明るくなったDNTCを経験しており，フェルラ酸含有食品の作用が確認された疾患として，DNTCは以前からコウノメソッドに記載されています．

メソッドに基づく処方

【フェルラ酸含有食品（弱）　2本】

金言
▶フェルラ酸含有食品は，石灰化を伴うびまん性神経原線維変化病における確実な有効物質であると考えられる

●文　献

1) 小阪憲司：非アルツハイマー型認知症をめぐって．老年期認知症研究誌 17：117-118, 2010.

CASE 58 フェルラ酸含有食品が脳炎後認知症の改善に寄与した例

64歳，女性。
HDS-R 1点。
ヘルペス脳炎後認知症
初診時，ひどいびっくり眼（前頭側頭葉の障害）がみられました。言葉は「アー，ウー」と言うだけです。CT画像では右側頭極を中心に脳炎の痕跡があり（図1），あたかも人工的に前頭側頭葉変性症をつくったようでした。

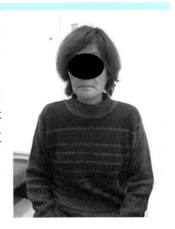

フェルラ酸含有食品の使用で時間の経過とともに症状改善

▶ このような例を筆者は「偽性ピック（病）」と呼び，処方はピックセットでよいと考えています。現に経過中，易怒の制御のために，クロルプロマジン（ウインタミン®）は最大で18mgを必要とした時期もありました。

▶ 本例はまだ若く，夫の思いも強いため，フェルラ酸含有食品（弱）を併用して認知機能の改善までめざすことを提案しました。筆者は本例が脳炎後認知症の3例目であり，先の2例ともフェルラ酸含有食品で非常に改善したので，治せそうだという感覚をもっていました。

▶ 1年10カ月が経過した段階で，料理を完璧につくれるようになって，味付けも正確だといいます。とても明るくて礼儀正しく，初診時に採血を拒

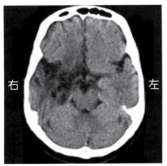 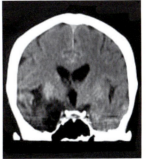

図1　CT画像

表1　改善経過

初診時	びっくり眼，HDS-R 1点
1年3カ月後	味噌汁をつくった
1年7カ月後	ご飯を炊いた
1年10カ月後	完璧に食事をつくって夫を待っている

否し，大声を出していたとは思えないほどです。治療は予想通りピックセットが奏効し，確実に改善しました。

▶夫に確認したところ，日が経つにつれて症状が改善し，料理の品数，味付けも完璧になっていったそうです（表1）。普通，中核薬は時間とともに効果が薄れるものですが，フェルラ酸含有食品の場合は，長期的に飲むほど改善することがあります。

▶当院の開院から3年半の間に，本例を含め3名の脳炎後認知症患者が来院しました。結果として，3名ともフェルラ酸含有食品により改善しました。14歳の患者は夜中の逆上があり，その制御には抑肝散を使いました。辺縁系脳炎のため振戦も強かったのですが，それはかかりつけ医が制御していました。母親がその医師には告げずに当院に連れてきたので，かかりつけ医は「なぜ改善したのかわからない」と首をかしげていたそうです。

▶筆者の大学の後輩の神経内科医は「神経内科医が脳炎後遺症をほぼ完全に改善させたという話は聞いたことがない」と言っていましたが，筆者には，脳炎患者の症状は治るのだという認識しかありません。コウノメソッドは対症療法であり，未経験の変性疾患でもストレスなく患者に合った処方ができるのでしょう。

▶認知症の中核薬，特にドネペジルは最初に効果がなければ，あとから効果が出ることはありません。あとから効いてくる可能性があるのは，ガランタミン（レミニール®），メマンチン（メマリー®）です。これらはともに8例ほど，1年後に効果が現れてきた症例を経験しました。神経細胞死を阻止している間にシナプス再建がなされるのでしょうか。

▶一方，フェルラ酸含有食品は，たとえれば新しく道路をつくるような作用があるので，コストが見合わないからと全廃するより，1日1本でもよいので飲み続けてもらうのがよいと思います。またフェルラ酸含有食品（弱）がもつ抑制系薬剤の節約効果は魅力的です。激しい陽性症状のピック病患者にピックセット（クロルプロマジン［ウインタミン®］＋フェルラ酸含有食品［弱］）を投与すると，多くのケースでウインタミン®が減量できます。

CASE 58 ● フェルラ酸含有食品が脳炎後認知症の改善に寄与した例

▶中には，薬剤はすべて中止，フェルラ酸含有食品（弱）のみで"医者いらず"になった例もありました。

| メソッドに基づく処方 | ウインタミン® 4mg（朝）
【フェルラ酸含有食品（弱） 2本】 |

▶脳炎後認知症にはフェルラ酸含有食品を試みる価値がある

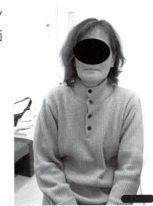
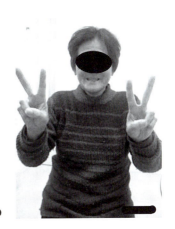

Ⅱ-5 その他の認知症

215

II 改善症例集 ● その他の認知症

CASE 59 リバスチグミンにより歩行・易怒が改善した筋強直性ジストロフィーの例

63歳，男性。

筋強直性ジストロフィー（意味性認知症）

本例は，既に他院で精密検査を行った結果，遺伝性の筋強直性ジストロフィー（認知症＋糖尿病合併）が確定診断されていました。娘も孫も既に発病しています。特徴的な前頭部禿頭があり，語義失語（右手で左肩をたたけない）＊がみられました。認知症のタイプは意味性認知症でした（一般に医学書にはこの疾患が認知症を引き起こすことは書いてありますが，引き起こされる認知症のタイプは記載されていません）。

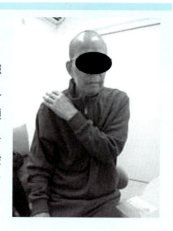

＊現在のピックスコア（FTLD検出セット）では「左手で右肩をたたく」としているが，当時のピックスコア（オリジナル）では「右手で左肩をたたく」としていたため，本例は指示に対して間違った反応を示している。

神経変性疾患による認知症もコウノメソッドで改善

▶ 最近，当院では，神経変性疾患の初診患者が急増しています。筋ジストロフィーといえば歩行障害ばかりが注目されますが，強直性のタイプは認知症にもなることは，どの医学書にも書かれています。ですから認知症が専門の筆者にも何かできることがあると考え，診療にあたっています。

▶ 本例は，初診から26日後の再診時には，歩行距離の改善，情緒安定を確認できました。使用したのはリバスチグミン（リバスタッチ®パッチ）4.5mgとフェルラ酸含有食品（弱）3本です。このような選択に至った筆者の思考を説明すると，次のようになります。

▶ 筋ジストロフィーにドパミンを補給しても歩行は難しいだろう→パーキンソン病治療薬では精神症状が現れそうである→安全に筋力を増強させるのはニセルゴリン（サアミオン®），リバスタッチ®パッチ，フェルラ酸含有食品の3つである→易怒があるのでサアミオン®という選択肢はない→フェルラ酸含有食品（強）を使用したいが，興奮する可能性がある。よって，リバスタッチ®パッチ＋フェルラ酸含有食品（弱）とする結論に至りました。

▶ この後じっくりと合う薬を探していこうと考えていましたが，本例ではこ

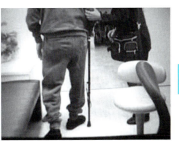
少し歩くだけでへたり込んでいた。

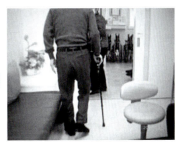
26日後の様子。家の周りを1周歩けるようになった。姿勢がよくなっている。

図1 歩行の様子

の最初のアプローチで十分な改善を得ることができました。認知機能が改善することは当初から期待していましたが，これほど歩けるようになるのかと思うほど歩行が改善しました。これまで多くのレビー小体型認知症でリバスタッチ®パッチが歩行を改善させることを確認していましたが，本例にも著効したのです。

▶リバスタッチ®パッチの優れている点は，興奮させずに歩行機能を高めることです。ドネペジルは興奮させてしかも歩行を困難にすることが問題になります。

▶本例の妻の話では，治療前は手引きに近い歩行で，調子のよい日は少し歩くものの付き添いが必要で，すぐにへたり込んでしまうため車いすを持って行かなければならなかったそうです（図1）。しかし現在は自宅の周りを1周でき，車いすは不要になったといいます。顔つきも引き締まってみえます。

▶改善の様子を写真に収めるためにVサインをしてもらおうとしたのですが，どうしても手首の返しができません。語義失語です。本例の認知症タイプは前頭側頭葉変性症に近いので，今後はピック化（病変が前頭葉に及んで反社会的になること）も予想されます。

メソッドに基づく処方

リバスタッチ®パッチ　4.5mg
【フェルラ酸含有食品（弱）　3本】

▶リバスタッチ®パッチは，パーキンソン病治療薬が効果を示さない神経変性疾患にも応用できる

Ⅱ 改善症例集

6 認知症と誤診しやすい精神疾患

II　改善症例集 ● 認知症と誤診しやすい精神疾患

KONO METHOD 6 認知症と誤診しやすい精神疾患

認知症と発達障害

　2017年頃から，NHKがさかんに大人の発達障害について報道するようになりました。発達障害は遺伝するとはいえませんが，一卵性双生児の研究から，発達障害として生活に支障が出やすくなる体質は遺伝すると考えられます。

　昔から「困った人」として扱われていた性格が，実は発達障害という精神疾患が背景にあることが科学的に説明されるようになったのは，21世紀に入ってからです[1]。

　コウノメソッドでは，認知症における医療のあり方として「介護者保護主義」を謳っていますが，大人の発達障害では，親も病気と気づかず患者（患児）を虐待するケースが目立つため，「本人救出」を目的に，発達障害を見逃さないよう医師に呼びかけていくことにしました。

　ですから，2018年以降に出版される筆者の著書には，大人の発達障害の話題を必ず入れるようにしています。コウノメソッドの処方感覚は，発達障害に対する処方にも生かせるため，専門医がまったく不足している一方で，患者が急増している発達障害に，プライマリケア医，コウノメソッド実践医を動員するためです。

　認知症の医学書でありながら，発達障害の項目を設けることは，決して「脱線」でもなく，筆者の「遊び」でもありません。発達障害の少なくとも3割は大人にもち越し，20〜40歳を超えて初めて発達障害だと気づかれることもあります。その理由は，あとに述べます。

　当然ながら，発達障害だった人が認知症を発病することがあります。また，非定型うつ病というものは実際には存在せず，実は注意欠如・多動性障害（ADHD）の二次障害を観察しているだけという考えもあります。

　治療に反応しない統合失調症，双極性障害も，ADHDがベースにあるから治らないということがわかってきました。しかし多くの精神科医は，まだ発達障害をよく知らないとされています[2]。多忙な精神科医が発達障害について熟練していくまでには時間もかかるでしょう。認知症と同様に発達障害の診療にもプライマリケア医が参加する必要があろうかと思います。

読者は認知症を何とかしようと本書を手にしたはずです。認知症に首をつっ込む以上は，発達障害も知らなければなりません。なぜなら，発達障害がアルツハイマー型認知症になると，ピック病のような行動を示すからです。筆者の調査では，認知症患者の子や孫に発達障害が多く，ピック病をアスペルガー症候群（AS）が介護することになると，暴力，虐待の応酬になる可能性が高まります。

　その場合，ピック病にドネペジル，ASに選択的セロトニン再取り込み阻害薬（SSRI）を処方してしまうと，大げさではなく介護殺人が起こりかねません（そのようなイメージがさっぱりわかないとしたら，コウノメソッドを最初から勉強して頂かねばなりません）。

　そして，筆者がここに発達障害を掲載する第一の理由は，これまでに20人近いADHDの患者を，初期の認知症と誤診していたことへの猛省です。ADHDにアセチルコリンエステラーゼ阻害薬は無効です。そして，2種のADHD治療薬が劇的に患者を救う可能性があります。発達障害を知らないままで認知症外来をやってはならないということを，どうか本書を通して知って頂きたいと思います。

発達障害とは

　自閉症スペクトラム障害，ADHD，学習障害（LD）の3つの総称を発達障害といいます。自閉症スペクトラム障害には，低機能自閉（カナー症候群）と高機能自閉（AS）があります。低機能とは知的障害という意味ですから，幼少時からだれが見てもわかります。

大人の発達障害──なぜ大人になってから気づかれるのか

　発達障害の少なくとも3割が大人に障害をもち越します。大人の発達障害といわれているのはASとADHDです。この2つの疾患は知能指数も高く，きちんと学校を卒業し，中には大学も出ていて一流企業に就職する人も多くいます。

　にもかかわらず，就職したときや結婚したときに，周囲の仲間や結婚相手にうまく合わせることができず，批判され，典型的な例としては，二次障害としてうつ病となり引きこもり，あるいは離婚となります。二次障害が起こっていなければ，社会復帰は比較的可能です。ただし，適切な診断，処方ができる医師は，筆者の印象では多くはありません。

　幼少時から発達障害であったことは，問診でわかります。ADHDは，落ちつきがなく（多動），宿題を忘れがち（注意欠如）といった混合型の幼

少期を過ごしており，しかし成績はよく何らかの才能をもっています。ADHDの半数にはASが合併しており，強いこだわりがあり，いわゆる"キレやすい"ため友達が少ない，自分勝手な印象になります。

　このような幼少期を過ごしていても，それが病気だとは認識されず，就職に至ります。芸術系，建築系，商店など，個人の技量を生かす仕事なら問題が生じにくいのですが，会社員，特に営業職になると，コミュニケーションが悪いために破たんが起こり，学歴が高いのになぜできないのかと社内で責められ，退職に至る例が少なくないようです。

　ASの場合，結婚相手との共同生活ができず，暴力をふるって離婚に至ります。あるいは，自分たちの子どもが知的障害やADHDであることが多く，その教育について夫婦で意見が食い違い，家庭崩壊のリスクが生じます。

発達障害と記憶

　発達障害は機能的な障害の色彩が強く，精神的ストレスによって記憶ができなくなります。つまり集中して相手の言葉を聞こうとすると，健常者とは逆に前頭葉の血流が減少します。またノルアドレナリン，ドパミンが前頭葉で不足しています。ですから認知症の中核薬でアセチルコリンを賦活しても，記憶は改善しません。ADHD治療薬，すなわちメチルフェニデート（コンサータ®）が必要です。患者によってはアトモキセチン（ストラテラ®）のほうが効く場合もあります。

まずは注意欠如・多動性障害を把握することから

　大人の発達障害で記憶が悪い場合，ほぼ全員がADHDですから，ほかの発達障害を熟知している必要はありません。ASが合併しているかどうかは，易怒があれば合併しているのだろうといった感覚をもつだけでひとまずかまいません。易怒に対しては，クロルプロマジンを処方すれば済みます。学問的にASの合併を厳密に追究する必要はありません。

　つまり，ADHD＋ASへの基本処方は，コンサータ®＋クロルプロマジンとなります。コンサータ®もストラテラ®も副作用が出るなら，サプリメントのCDPコリンを用います。

コンサータ®の処方は登録医のみ可能

　間違いなくADHDだといえる患者なら，ぜひコンサータ®を処方したいですが，注意すべき点は，処方するためには，①登録医になる必要が

あり，簡単にはなれない，②最低用量の18mgカプセルで副作用が現れたら治しようがない，の2点です。

登録には，小児科専門医と精神科専門医（しかもコンサータ®登録医であること）の2人に推薦状を書いてもらう必要があります。推薦してくれる2人が見つかっても，早くても登録までに2週間ほどかかります。多くの医師がこの制度のために処方を断念しています。

コンサータ®のカプセルは金づちでも破壊できないような硬さがあるため，最低用量の18mgで副作用（食欲不振，動悸）が現れたら，ストラテラ®での再挑戦しか道はありません。保険薬で治らない場合の第一選択はサプリメントのCDPコリンです。記憶は改善します。ピックセット（クロルプロマジン＋フェルラ酸含有食品［弱］）でもある程度対応できます。

もし読者がADHDであるとせっかく診断できたとしても，こうした障壁を前に，自覚症状を改善させられないかもしれません。しかし，認知症ではないという判断をし，患者の居住地区の付近で診療を行っているコンサータ®登録医*に引き継げば，活路を見出すことができます。医師として大いに機能できるのです。

> 登録医の情報はヤンセンファーマに問い合わせれば知ることができる。

ストラテラ®の用法・用量

ストラテラ®の唯一の長所は，用量を微調整できることです。5mg，10mg，25mg，40mgカプセル，0.4%内用液があり，コンサータ®と異なり，脳神経外科医であろうと整形外科医であろうと，だれでも処方できます（もちろん，ADHDと診断した根拠はきちんとカルテに記載する必要があります）。開始用量は40mgとなっていますが，筆者の感触ではこれは多すぎます。25mg（朝）＋10mg（夕）で開始することを勧めます。

認知症外来で診る大人の発達障害

物忘れを主訴に来院するHDS-Rスコアの高い患者への対応

まず，物忘れを主訴として発達障害の患者が来院する可能性があります。改訂長谷川式スケールが27点以上なのに，本人が「記憶できない」「メモしても見ない」と訴える場合，ADHDアンケート（表1，表2）をとって下さい。スコアが高いならADHDです。CT画像では脳は萎縮していません。この場合，軽度認知障害と診断すると患者を非常に不安にさせるため，きちんとADHDだと診断し，進行性はないと説明しましょう。

II　改善症例集　●　認知症と誤診しやすい精神疾患

表1　ADHDアンケート

どれかに○

質問A		はい	少し	いいえ
1	見過ごしなどの不注意で仕事のミスをしがちである。			
2	講義，会話，遊びのときに，集中力を持続できない。			
3	話しかけられたときに上のそら。話の内容が頭に入ってこない。			
4	指示されたことを，忘れたり内容を理解できず，やりとげられない。			
5	資料や持ち物を整理できない。締め切りを守れない。			
6	書類を書くときに記入もれしやすい。長い文章を見直すのがつらい。			
7	鉛筆，ノート，眼鏡，携帯電話などをしばしば見失う，なくす。			
8	横で音楽などを聴かれると，そちらに気がいってしまって気が散る。			
9	お金の支払い，電話を折り返しすること，会合の約束を忘れがち。			
質問B				
1	しばしば，そわそわ，もじもじする。			
2	ずっと座っているべきときに，席を離れてしまう。			
3	不適切な場面で，走り回ったり，登ったりしてしまう。			
4	静かに余暇を過ごすことができない。			
5	じっとしていられない，エンジンがかかったように行動してしまう。			
6	しばしば，しゃべりすぎる。			
7	相手の質問が終わる前に答えてしまう。			
8	自分の順番を待つことができない。			
9	他人の会話に割り込む，他人の行動を邪魔したり，持ち物を使ってしまう。			

（DSM-5をもとに筆者作成）

表2　ADHDアンケートの採点法

質問A・質問Bを印刷してADHDを疑う患者に書いてもらいます。
患者には知らせませんが，Aが注意スコア，Bが多動スコアです。

「はい」は1点，「少し」は0.5点で配点し，質問Aで5点以上，質問Bで5点以上なら，ほぼADHDです。大人の場合は，質問Bが2点以下の場合が多いですが，質問Aで5点以上というだけで，投薬可能だと考えます。

コンサータ®は，登録医のみ処方可（強い）　➡　緑内障に禁忌
ストラテラ®は，どの医師でも処方可（弱い）　➡　閉塞隅角緑内障のみ禁忌

注意欠如・多動性障害に合併した認知症の特徴と処方

　問診や検査の結果，認知症だと確定しても，若い頃から整理整頓ができない，衝動買いが多いといったことがなかったかを聞き出しましょう。ADHDに合併した認知症は，みなピック病のような症状を呈します。しかし，診断名はあくまでも科学的に「ADHD＋○○型認知症」としなければなりません。処方はピックセットでけっこうです。

介護者の既往の確認

　認知症患者の介護者に発達障害のある人がいないかを確認します。怒りっぽい介護者はASの可能性があります。希望されたらクロルプロマジンを処方しましょう。

● **文　献**

1)　ダニエル G. エイメン著，ニキ リンコ訳：「わかっているのにできない」脳①─エイメン博士が教えてくれるADDの脳の仕組み．花風社，2001.
2)　宮岡　等，内山登紀夫：大人の発達障害ってそういうことだったのか．医学書院，2013.

CASE 60　1年半の誤診の後に注意欠如・多動性障害と診断し，改善が得られた例

58歳，男性。
HDS-R 29点→28点（1年半の推移）。
注意欠如・多動性障害
考えがまとまらない，ケアレスミスが多いということで，1人で来院されました。初診時はHDS-R 29点でしたが，しどろもどろで，アルツハイマー型認知症として1年半ドネペジルを処方していました（図1）。
その後筆者が注意欠如・多動性障害（ADHD）だと気づき，処方を変更したところ，昼の眠気がなくなり，夜10時にはきちんと眠くなり，また，会話が半分以上頭に入るようになって，上司に叱責されることがなくなりました。

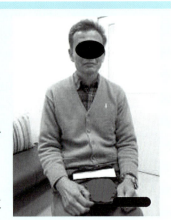

家族歴の問診は必須

▶本例には娘が2人いて，2人とも整理整頓ができません。上の子は成績がよいものの，怒りっぽい性格だそうです。つまり長女がADHD＋アスペルガー症候群（AS），次女がADHDです。筆者は本例の初診から1年半，家族歴を聞かなかったために診断が遅れました。ADHDアンケートを実施したところ，多動スコア1点，注意スコア8点でした。
▶IQの高い人が子どもの頃に自閉症（今でいう自閉症スペクトラム障害，

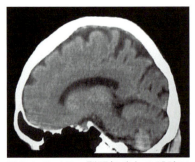

アルツハイマー型認知症との誤診に誘導された萎縮

図1　CT画像

その一部がAS）だった可能性は，IQが普通の人に比べて4～6倍といわれます。その原因の少なくとも一部は遺伝子にあります。

▶2～3歳まではニューロンが余分につくられて，その後不要なものが消えていくのですが，消えないと協調運動不全になります。つまり"運動音痴"と思われている子どものことですが，これはASに合併します。ASは，限られた領域で素晴らしい才能をもつことがあり，その理由は不明ですが，ニューロンが多すぎることと関係があるのかもしれません。

注意欠如・多動性障害の治療薬について

▶メチルフェニデート（コンサータ®）は登録医でないと処方できず，登録薬剤師のいる調剤薬局しか卸すことができません。登録医になるにも時間を要します。しかし，それほど怖い薬ではないという現場の意見もよく聞かれます。

▶コンサータ®の欠点は，カプセルを割ることができないため，初回の18mgでも副作用が現れる場合，調整のしようがなく，服薬を断念することになる点です。また，緑内障には禁忌です。本例の場合，眼圧が高く眼科に通院していたのですが，ADHDを治さなければ会社を辞めなければならないという厳しい状況があり，眼科医と緊密な連絡を取り合って，眼圧を継続測定しながら処方しています。眼科医も，今のところそれほど心配しなくてよいとの判断です。コンサータ®のメリットは，増量してもあまり薬代が増えないことです（表1）[1]。

表1　大人の注意欠如・多動性障害に認可されている薬

商品名	コンサータ®	ストラテラ®
一般名	メチルフェニデート	アトモキセチン
製薬会社	ヤンヤンファーマ	日本イーライリリー
作用	カテコラミン賦活	ノルアドレナリン賦活
禁忌	緑内障	閉塞隅角緑内障
開始用量／薬価	18mg／328円	40mg／461円
二段階目／薬価	27mg／364円	80mg／922円
1日最大量／薬価	72mg／805円	120mg／1,383円
登録制	あり	なし
中止率（6～21歳）＊	40.2％	50.4％
処方日数制限	30日まで	なし

　　　　　薬価がほとんど上がらないリーズナブルな設定。

＊文献1より。

- もう1つの治療薬，**アトモキセチン（ストラテラ®）**には登録制度等はなく，何科の医師でも処方できます。メリットは，5mg，10mg，25mg，40mgカプセル，0.4％内用液があるため微調整しやすいことです。そして，開放隅角なら緑内障にも使用できます。開始規定用量は40mgとなっていますが，それでは多すぎるため，25mg（朝）＋10mg（夕）を基本とすることを勧めます。1日20mgでも効果を示す人がいます。デメリットは，用量を増やすごとに薬代も大きく増えることです。

- 60例のADHDを診断した時点（2017年9月）で筆者が感じたことは，コンサータ®もストラテラ®も必要な薬だということです。どちらかが優秀な薬剤ということはなく，各患者で効くほうを見きわめるという作業をします。

- ADHDと診断できたものの，処方するのが怖いという場合には，サプリメントのCDPコリンの使用を推奨します。250mgカプセルを朝，あるいは朝・昼と摂取することで，ADHDでも頭がすっきりします。実は本例もコンサータ®を始める1カ月前にCDPコリンを開始し，「気分がよくなった」との実感が得られています。

- ASが合併している患者にコンサータ®，ストラテラ®を処方したら興奮するのではないかという心配があると思いますが，あまり興奮はしません。心配ならクロルプロマジンを併用しましょう（1回4〜6mg）。

メソッドに基づく処方

コンサータ®　45mg
ドネペジル　2.5mg
チアプリド（グラマリール®）　30mg
【CDPコリン　250mg】

金言
- 軽度認知障害を疑う例では，ADHDの鑑別を忘れずに

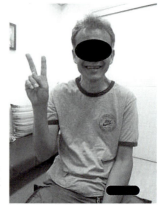

1年半後の様子。昼の眠気がなくなり，会議の内容も半分以上頭に入るようになった。

●文　献

1) 洲鎌倫子，石﨑朝世：注意欠陥多動性障害（ADHD）の薬物療法— methylphenidate 徐放錠およびatomoxetineの継続率等からみた有用性の検討— ．脳と発達 46： 22-25，2014.

Ⅱ　改善症例集 ● 認知症と誤診しやすい精神疾患

コラム

Column

頭の隅に入れておくべきこと──認知症と誤診しやすい疾患

▶認知症病型の鑑別診断について，実は認知症とばかり思っていたら違う疾患であるということは，5％未満の頻度で起こります。特に軽度認知障害（MCI）のステージでは要注意で，遅発性パラフレニー，注意欠如・多動性障害（ADHD）などがあります。

▶前者の場合，猛烈な妄想のある高齢者ですが，認知機能は保たれたままで，中核薬は不要であり，ハロペリドールやクロルプロマジンによる対症療法を行えばよいでしょう。後者，つまりADHDは，2017年3月から筆者が懸命にリサーチして，その患者数の多さに驚いた疾患です。認知症の子どもや孫に発達障害が多いだけでなく，認知症患者は若い頃からADHDとかアスペルガー症候群である場合があります。

▶その場合，CT所見の脳萎縮はどうみてもアルツハイマー型認知症（ATD）なのに，「家がゴミ屋敷」「衝動買いをする」「落ち着きがない」といったピック症状がみられます。実はこのピック症状は，発達障害の症状を老年期まで引きずっているだけで，記憶障害の首座はあくまでATDということになります。

▶もっとも，ADHDに対してもクロルプロマジンで大丈夫ですし，サプリメントのCDPコリン（米国からの輸入）は，レビー小体型認知症のような意識障害系やADHDの記銘力障害に，ともに改善が期待できる便利なものです。

▶認知症ではなく，純粋なADHDも物忘れ外来に「物忘れ」を主訴としてやってきます。「若い頃から整理整頓ができない」「衝動買いする」「自動車をこすりやすい」など大まかな問診は，いかなる初診患者に対してもしておくとよいでしょう。55歳以上のMCIのうち10％以上がADHDであるという高知大学の報告が最近出されたばかりです[1]。特に50歳前後で改訂長谷川式スケールが27点以上の患者は要注意です。

▶ADHDは前頭葉でノルアドレナリンとドパミンが不足しているため，ドネペジルなどの中核薬でアセチルコリンを賦活しても意味がありません。筆者は，ADHDが鑑別の引き出しに入っていない医師は，物忘れ外来を担当すべきではないとすら思うに至っています。

● 文　献

1) 上村直人, Tanya Leelasiriwong, 藤戸良子, 他：ADHD in Old Age. 老年精神医学雑誌 28（増刊-2）：176, 2017.

CASE 61 抗うつ薬減量で回復した双極性障害による仮性認知症の例

53歳，女性。
HDS-R 22点（52歳初診時）。
双極性障害による仮性認知症
前頭葉萎縮が強く，当初はピック病と誤診していましたが，1年半後に双極性障害と気づき，抗うつ薬を減量したことで，職場復帰ができるまでに回復しました。

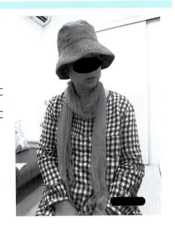

| 前医の処方 | ▶パロキセチン 40mg
▶エチゾラム 0.5mg
▶リスペリドン 2mg
▶ブロチゾラム 0.25mg
（すべて就寝前） |

患者とともに，その時々に最適な処方を探す

▶ 精神科医のもとで上記の処方がなされていました。診断は「うつ病」だったそうです。抗うつ薬，抗不安薬，抗精神病薬，睡眠導入薬の4種を就寝前に服用という処方内容でした。日中の服薬はなしです。

▶ 本例の主訴は，寝られない，家事ができない，です。料理方法は忘れていないのですが，甘いものが好きで，食べ過ぎ，買いすぎ，また「猛烈な易怒があった時期がある」と夫は言います。CTの矢状断で前頭葉後半部の萎縮が強いため（図1），筆者は当初，ピック病だと思ってしまいました。

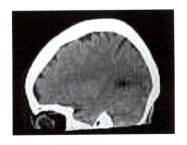

図1　CT画像

ただ，ピックスコアは3点しかなく，違和感は残ったものの，うつ病で改訂長谷川式スケール（HDS-R）22点までは落ちないだろうと思ったのです。

▶当初は，クエチアピン12.5mg，ニトラゼパム10mgで睡眠をとってもらい，日中の陽性症状はクロルプロマジン（ウインタミン®）4mg×2で抑えることにしました。それで安定し，7カ月が過ぎました。

▶あるとき，予約より28日早く来院されました。「食欲が落ちた」と言います。大変なうつ表情で驚きました（前頁写真）。スルピリド（ドグマチール®）50mg＋ポラプレジンク（プロマック®D）150mgの「食欲セット」，そしてセルトラリン12.5mg（夕）を開始しました（認知症でも「うつ状態」になることはあり，その場合コウノメソッドではセルトラリンの処方を可としています）。

▶その10日後，再び来院し，やはり「食べられない」と言います。クエチアピンも6.25mgに減量し，シチコリン1,000mgを静注したところ，すぐに笑顔がみられました。今度はうつ対策として，さらにセルトラリン12.5mg（朝）を追加しました。

▶次の受診日，本例は著明に改善していました（末尾写真）。処方は結局，セルトラリン25mg，ドグマチール®50mg，クエチアピン6.25mg，ニトラゼパム10mgです。この処方で52日間経過を観察しました。

▶セルトラリンを100mgまで増量し，リルマザホン（リスミー®）2mgを追加したこともありました。そのあと2週間に1度爆発して，息子の指を嚙んだそうです。昔から突発的に騒ぐとのことでしたが，これを受けてセルトラリンを25mgに減量。クエチアピン6.25mg，ニトラゼパム10mgにオランザピン（ジプレキサ®ザイディス®）5mgを頓用としました。

双極性障害による仮性認知症

▶初診から1年が経過したので，改めて頭部CTを撮影したところ，脳梗塞が1箇所発生していました。シロスタゾール100mgを処方しましたが，これが気分変動にも影響しているのかと思いました。注意欠如・多動性障害（ADHD）を除外するために，家族や本人の過去について聞き直しましたが，ADHDアンケートの注意スコアは1点，多動スコアは1.5点で否定されました。

▶HDS-Rは24点に上昇。会社から診断書を求められ，筆者は「ピック病のうつ状態」と書きました。この頃，本例本人も会社復帰は考えていませんでした。その後も躁うつの波が40日周期で続きました。

▶初診から1年半，HDS-Rが26.5点になった時点で，ピック病説を否定

CASE 61 ● 抗うつ薬減量で回復した双極性障害による仮性認知症の例

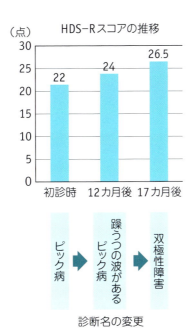

図2 HDS-Rスコアの推移と診断名の変更

せざるをえなくなりました（図2）。結局本例は，双極性障害による仮性認知症なのです。処方は，日中は不要で，就寝前の2剤（クエチアピン6.25mg，ニトラゼパム10mg）のみになりました。

▶前医の処方は，興奮系薬剤（抗うつ薬，抗不安薬）と抑制系薬剤（抗精神病薬，睡眠導入薬）の混合という妙な取り合わせでした。同じ日に躁とうつが現れるわけではないので，この処方は作用を相殺しているのではないかと思います。最終的に，現在は中間証（うつでも躁でもない）なので，夜の抑制だけでよいのです。結果として本例は，職場に復帰することができました。

▶このように，双極性障害には文字通り，コウノメソッドのリーフィンアレンジ（陽陰の波に合わせて処方を変更すること）がよい適応となります。本例が1年半にわたり筆者のもとに通ってくれたおかげで，治療のコツをつかむことができました。

メソッドに基づく処方

抗うつ薬のサーフィンアレンジ
（ニトラゼパム　10mg［就寝前］）
（クエチアピン　6.25mg［就寝前］）

▶用法・用量は患者の身体との対話で決まる

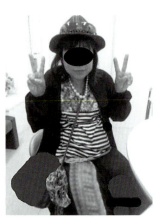

初診から15カ月後の様子。

CASE 62 統合失調症に家族性アルツハイマー病を合併した例

72歳，女性。
HDS-R 14.5点→10点（2年4カ月の推移）
統合失調症＋家族性アルツハイマー病
物忘れを主訴として来院されました。家族の話から，統合失調症（幻聴など）の存在は間違いなく，認知症の合併があるかどうかが焦点でした。

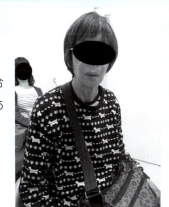

前医の処方
- ビペリデン（アキネトン®）2mg
- ブロナンセリン（ロナセン®）4mg

注意欠如・多動性障害の除外と認知症合併の確認

- 60歳発病の統合失調症です。公立病院の精神科が9年前にしっかり診断をつけて投薬を開始していました。幻聴がありますが，衝動性，危険行為はなく，ただ，外来で一度も笑ったことがありません。プレコックス感という独特の"統合失調症らしさ"があります。
- まず大事なことは，前医の処方で認知機能が低下したり，薬剤性パーキンソニズムが出現していないかをカルテに記載しておくことです。今後は自分が担当医になるので，自分がした処方のために現れた副作用なのか，もともとあるものなのかを区別しておくことは大切です。
- 次に行うべきなのは，統合失調症のベースに注意欠如・多動性障害（ADHD）がないかどうかの確認です。ADHDがあるだけで記憶は悪くなるため，ADHDであれば認知症ではありません。親族に1人もADHDの既往のある人がいなければ，ADHDである可能性はかなり低下します。本例の場合，家系にADHDの人はおらず，本人もADHDではありませんでした。60歳までまったく健常に過ごしてきたそうです。
- もともと甘いものが好きだったようです。最近好きになったのならピック病を疑いますが，本例のCT所見はアルツハイマー型認知症（ATD）でした（図1）。本例の姉が50歳代発症，72歳死亡のATDだったとのことなので，家族性アルツハイマー病であると思われます。

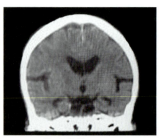
海馬萎縮 1.5 ＋

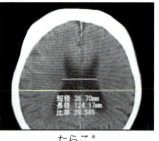
たらこ*
CMI ＝ 29.6 ％

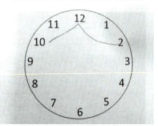
10時10分の針を描く課題

時計描画　8.5／9点
【C】中心不通

図1　CT画像と時計描画テスト

＊側脳室前角，後角が丸く拡大し，たらこのように見えるさま。脳室拡大型のアルツハイマー型認知症や正常圧水頭症でみられる。

- 本例には薬剤性パーキンソニズムと二次性パーキンソニズムが合体して，手の震え（振戦）がみられていたため，サプリメントのN-アセチルシステイン1,200mgを推奨したのですが，摂取を続けたところ，4カ月でパーキンソニズムは完全に消失しました。今まで併用していたパーキンソン病治療薬を増やさずに振戦が消えたのです。
- 結局本例は，初診から2年4カ月にわたって当院に通院してくれていますが，それは情緒が安定し平和な生活が送れたからです。この間，改訂長谷川式スケールは初診時の14.5点から10点に低下。年間低下率は1.9点で，ATDの平均的な低下速度です。
- 進行性である疾患に対して，保険薬を増やさずに，パーキンソニズムと機嫌が改善したということで，今後の長期療養に対する安心感が生まれたと思います。

メソッドに基づく処方

ガランタミン（レミニール®）　8mg（朝）
レボドパ・カルビドパ（ドパコール®）　200mg
アロチノロール　10mg
アキネトン®　2mg
ロナセン®　4mg
（前医の処方で奏効しているものはむやみに中断しない）
【N-アセチルシステイン　1,200mg】

CASE 62 ● 統合失調症に家族性アルツハイマー病を合併した例

▶精神疾患の患者が来院したら，まずはADHDを除外して認知症合併の有無を調べる

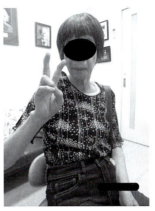

2年4カ月後の様子。サプリメント（N-アセチルシステイン）で振戦が消失した。

Ⅱ-6 認知症と誤診しやすい精神疾患

CASE 63 低用量で治療薬を再開して著効に至った注意欠如・多動性障害の例

67歳，女性。
HDS-R 27点（66歳初診時）
注意欠如・多動性障害＋アスペルガー症候群
当院に1年ほど通院している女性です。主訴はもちろん物忘れでした。初診時の改訂長谷川式スケール（HDS-R）から，アルツハイマー型認知症だと思っていました。しかし，途中で注意欠如・多動性障害（ADHD）だと気づき，アトモキセチン（ストラテラ®）40mgを開始しました。

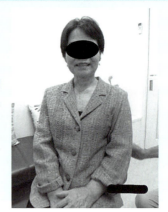

HDS-Rスコアが高いのに起こる薬の飲み忘れに注目

▶ストラテラ®で治療を開始したのもつかの間，アスペルガー症候群（AS）を合併していたせいか，易怒が非常に強まり，内服を中止せざるをえませんでした。せっかく診断できたのに，ここであきらめざるをえないのかと，筆者は内心がっかりしていました。

▶ある日の外来に，めずらしく本例の夫が付き添ってきました。そして，チアプリド（グラマリール®）40日分，ガランタミン（レミニール®）100日分，クロルプロマジン（ウインタミン®）95日分，L-チロシン（ドパミンの前駆体サプリメント）が57個，あまっているというのです。そこで筆者はふと気づきました。HDS-R 27点の認知症患者が，こんなに飲み忘れるだろうか？ やはり本例はADHDに間違いない，と逆に思ったのです。念のためHDS-Rを実施し直すと，28点でした。本例はやはり認知症ではない。ADHDの治療をするしかないのだと心が決まりました。

▶そこで，「ほかの薬は全部やめてよいから，ストラテラ®25mgだけを飲んで下さい」と指示しました。認知症より記憶できないのですから，ADHDに複雑な指示をしてはいけなかったのです。

▶25日後に来院したときには，「頭がすっきりした」と笑顔をみせてくれました。そこで今度は，ストラテラ®10mg（夕）を追加しました。さらに28日後，「頭につまっていたものはすべてなくなった」と話し，写真（末尾）のようにダブルVサインをしてくれたのです。メチルフェニデート（コン

CASE 63 ● 低用量で治療薬を再開して著効に至った注意欠如・多動性障害の例

サータ®)と異なり，やり直しが可能で微調整が可能な点がストラテラ®のメリットといえるでしょう。
▶コウノメソッドは対症療法で，"結果オーライ"の医療ではありますが，発達障害と認知症の鑑別診断は，絶対に間違えてはならない点です。使用する薬剤の系統が違うからです。
▶初診患者はとりあえず全員ADHDを疑って問診することが大切です（整理整頓できたか，衝動買いすることがあったか，友達は少なかったか，学歴は比較的高いか，という質問を忘れずに行う）。

| メソッドに基づく処方 | ストラテラ®　25mg → 35mg |

金言
▶ADHD治療薬の規定開始用量は，患者によって合わないことがある

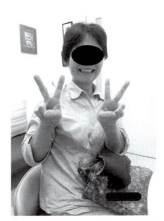

ストラテラ®35mgで会心の笑顔に。ダブルVサインをしてくれた。

II　改善症例集 ● 認知症と誤診しやすい精神疾患

コラム

Column　絶対に見逃してはならない注意欠如・多動性障害

▶筆者は，軽度認知障害（MCI）の患者の動向を調査し始めた2017年3月と同時期に，注意欠如・多動性障害（ADHD）の知識をつけたことで，改訂長谷川式スケール（HDS-R）のスコアがずっと低下しない比較的若年の患者は，認知症予備軍ではなくADHDであることに気づき始めました。その数は20人を超えました。

▶再診の外来で，さっそく疑いのある患者にADHDアンケート（☞ p.224参照）を行ったところ，その8割以上がADHDでした。そのため筆者は，これまで誤診していたことを説明し，メチルフェニデート（コンサータ®）やアトモキセチン（ストラテラ®）の処方を始めました。コンサータ®を処方するためには登録医である必要があったので，最短の2週間で登録医になりました。クリニックのホームページにADHDも診られることを掲載したところ，初診患者が増えていきました。

▶言うまでもなく，その後の外来では初診患者全員に若い頃の生活を簡単に聞き取り，ADHDでないことを確認してから，認知症であることのムンテラをするように心がけています。

▶なお，ドネペジル（アリセプト®）がレビー小体型認知症（DLB）に認可されて，学会でもDLBがクローズアップされるようになった結果，今度はDLBとの過剰診断が増えつつあります。中には幻視が出たというだけでDLBと診断する医師がいますが，ある程度加齢が進むと，いかなる病型でも幻視は起こりうるものですし，進行性核上性麻痺で傾眠を訴える患者もいます。

▶そのような症状があればDLB以外の疾患に対してもシチコリン注射は有効ですし，サプリメントのCDPコリン（実際にはシチコリンそのもの）もぜひ試してみるとよいでしょう。

CASE 64 注意欠如・多動性障害とレビー小体型認知症が合併した例

58歳, 男性。
HDS-R 13点。
レビー小体型認知症＋注意欠如・多動性障害
幻視, パーキンソニズムがあり年齢が若いためレビー小体型認知症（DLB）であることは間違いなかったのですが, 典型的な注意欠如・多動性障害（ADHD）でもあり, 2疾患を一気に治そうとしたのが間違いでした。

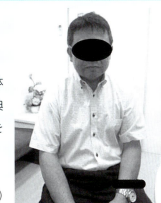

| 前医の処方 | ▶ レボドパ・ベンセラジド（イーシー・ドパール®）2錠 |

注意欠如・多動性障害と認知症が合併した場合の対応

▶「犬がついてくる」「お祓いに行かないと犬が一緒に来てしまう」というリアルな幻視, 妄想がありました。肘には歯車現象（歯車様筋固縮）が明確にみられます。

▶ 改訂長谷川式スケール（HDS-R）は13点しかなく, CTでは前頭葉が萎縮していたのでDLBと確定し（図1）, リバスチグミン（リバスタッチ®パッチ）, レボドパ・ベンセラジド（マドパー®）（イーシー・ドパール®と同成分）, 抑肝散, 緩下剤を開始しました。

▶ マドパー®は, 1錠（朝）＋1錠（夕）だった処方を, 1錠（朝）＋0.5錠（昼）＋0.5（夜）に危険分散して, 幻視が起こりにくいように工夫しました。覚醒のためにサプリメントのCDPコリン250mg（2回/日）も推奨しました。

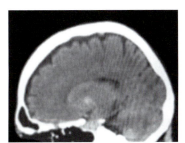
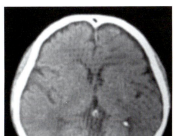

フロンタルレビー

図1 CT画像

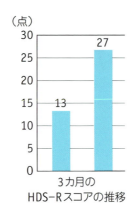
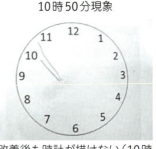

改善後も時計が描けない（10時10分の針を描くよう指示）。

図2 HDS-Rスコアの推移と時計描画テスト

- 1カ月後の受診では，まずまず調子がよいとのことでしたが，「落ち着かない」というDLBとは異なる症状があり，若い頃の話を聞くと，ADHDでした。
- 大学を卒業し，会社勤めがうまくいかずフィギュア販売の自営業をしているとのことです。整理整頓ができず，衝動買いの延長で商売になったといいます。今でもADHDの症状を色濃く残しており，子どものまま大人になったような印象でした。
- 妻に聞くと易怒もあるということで，アスペルガー症候群が軽く合併していると思われたので，クロルプロマジン4mg×2，ニトラゼパム2.5mgも追加し，リバスチグミン（リバスタッチ®パッチ）は2.25mgから3mg（9mgパッチの1/3）にしました。同時にアトモキセチン（ストラテラ®）20mg（規定開始用量の1/2）を開始。一気にADHDも治してしまおうと思ったのです。
- ところが，ストラテラ®の服用で，声が小さくなり転びやすくなったと感じた本人が服用を中止。しかしながら結局，残りの薬剤でHDS-R 27点にまで著明に改善したのでした。ただ，時計描画テストでは，改善後も時計の針を正確には描けませんでした（図2）。

注意欠如・多動性障害とレビー小体型認知症の共通点

- ADHDとDLBには，眠い，だるいという共通の症状があります。また薬剤過敏性も共通しています。ADHDが薬剤過敏であったり，改善しにくかったりする理由は，単純に神経伝達物質が不足しているというよりも，神経伝達物質間のバランスが乱れているからです。ですから薬も常用量で開始してはなりません。
- ADHDはそもそも前頭葉でノルアドレナリン，ドパミンが多少不足して

CASE 64 ● 注意欠如・多動性障害とレビー小体型認知症が合併した例

いるので，これを同時に賦活する薬といえば，三環系抗うつ薬なのです。ですからADHDは二次障害として簡単にうつ状態になりますし，第三選択に三環系抗うつ薬を微量処方するという戦略もあります。

▶しかし，神経伝達物質を揺さぶる薬は失敗のリスクを伴うため，ADHDもDLBもまず覚醒させるのが安全で確実な改善方法となります。つまり，シチコリン注射を打つか，サプリメントのCDPコリンを試みることが重要で，本例の改善にもこのサプリメントが寄与したようです。

▶まとめると，パーキンソニズムへの第一選択はレボドパ・カルビドパ（ドパコール®）ですが，前医の処方で問題のない場合は，そのまま継続することを原則とします（本例の場合はレボドパ・ベンセラジド＝イーシー・ドパール®，マドパー®）。幻視がある場合は，レボドパの1回投与量を減らすという神経内科学の古典的手法で対応します。DLBにはリバスタッチ®パッチが第一選択ですが，4.5mgでも過量である可能性を常に考慮する必要があります。また，入眠のために抗うつ薬を使わないこともコウノメソッドにおける鉄則です。覚醒にはサプリメントのCDPコリンを利用することも推奨します。

メソッドに基づく処方

リバスタッチ®パッチ　3mg（9mgパッチの1/3）
マドパー®　2錠（1錠＋0.5錠＋0.5錠）
抑肝散　2包
ニトラゼパム　2.5mg
クロルプロマジン　8mg（4mg＋4mg）
ストラテラ®　中止
【CDPコリン　500mg】

▶ADHDと認知症が合併した場合は，日常生活を主に阻害しているほうだけをまず治療する

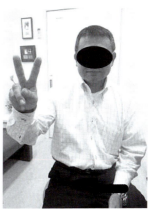

3カ月後の様子。自信ありそうな穏やかな表情。リバスタッチ®パッチが奏効。

Ⅱ　改善症例集 ● 認知症と誤診しやすい精神疾患

コラム

Column　注意欠如・多動性障害の除外はできていますか？

▶大人の発達障害である注意欠如・多動性障害（ADHD）は，「物忘れ」を主訴として来院します。特に女性は多動性のない注意欠如型が多く，まるで認知症のようにみえるので，注意が必要です。

▶外来を訪れるADHDは50歳前後，仕事上のミスが多い，改訂長谷川式スケール（HDS-R）は27点以上であることが多い，CTで脳萎縮が少ないといったイメージです。ただ，筆者の経験では30歳代女性でHDS-Rが24点だった人もいますし，80歳以上のADHDも当然います。

▶ADHDであることは初診時に気づいてしまうのが理想です。アセチルコリン欠乏ではないので，ドネペジルチャレンジテストの対象にもなりません。また，ADHDの治療薬であるアトモキセチン（ストラテラ®）の規定開始用量は40mgとされていますが，副作用の面で筆者は絶対にお勧めできません。25mg（朝）＋10mg（夕）で観察してみることを推奨します。

▶発達障害を専門とされてきた星野仁彦先生（精神科医，児童精神科医）は，メチルフェニデート（コンサータ®）が効いたらADHDに間違いないと述べており[1]，診断学的治療をすべき（してよい）疾患といえます。ただ，コンサータ®を処方するためには登録医になる必要があり，専門医2人の推薦を要し，登録までに最短で2週間かかることが大きな障壁となっています。

● 文　献

1)　星野仁彦，さかもと未明：まさか発達障害だったなんて―「困った人」と呼ばれつづけて．PHP新書，2014.

CASE 65 ウルトラマラソン参加が症状のひとつだった注意欠如・多動性障害の例

58歳, 男性。
HDS-R 30点(初診から4年間キープ)。
注意欠如・多動性障害
母親が当院の患者だったことから, 本例も当院を受診されました。マラソンに参加することに並々ならぬ執念があり, 熱中症になる直前まで走り続けてしまうそうです。本例の妻は「子どものまま大人になったような人」と言います。筆者は4年間ピック病と誤診していて, 途中でようやく注意欠如・多動性障害(ADHD)だと気づきました。

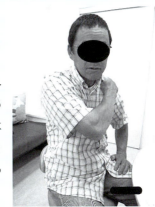

前医の処方
▶ドネペジル5mgが処方されていたが, マラソンでドーピングを問われることが気になり, 自ら半分量にしていた。

4年間の誤診を振り返る

▶4年間にわたる受診の際には, いつも妻が付き添っていました。その理由は, 自動車の運転中にひやっとすることが多いからだそうです。いびきがあり, 4年前に「睡眠時無呼吸症候群が限りなくグレー」だと医師に告げられたことがあり, 日中の眠気があるそうです。易怒もあるということで, 筆者はピック病疑いだと思っていました(図1)。

▶前医のもとでドネペジル2.5mgを続けていたのですが, ウルトラマラソン(100km)に参加して, 82km走ったとのこと。「スポーツ心臓なんで

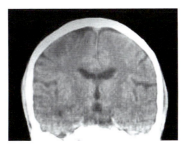
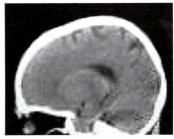

図1　CT画像
注意欠如・多動性障害(ADHD)の海馬萎縮は0～0.5＋まで。ADHDは少し頭頂葉が萎縮しているようにみえるケースが多い。

す」とよく話しながら，診察中は診察いすを回していたので，やはりピック病に間違いないと思いました。その割に，社会的な迷惑はかけず，むしろ"いい人"だったのが不思議でした。

▶農家の3代目の，非常に理知的な男性で，大型書店まで出向いて農業に関する本を読むといいます。週3回はマラソンの練習をし，青年団にも参加。真っ黒に日焼けしていつも"エンジン全開"という印象でした。

▶4年間の診察を通して感じていたのは，非常によくしゃべり声は大きいものの，うつ的になる時期もあり，これはピック病とはどうも違うな，ということでした。筆者はその頃ちょうど，HDS-Rスコアが初診時に27点以上だった人がその後どうなっていったかを一斉に調べ始めていた時期でもあり，また大人の発達障害について勉強し始めて2カ月が経った頃でした。

▶その頃の本例のHDS-Rは30点のまま。4年間ずっと満点というのは，さすがにピック病ではないだろうと思い，ふと，もう1人，マラソンが趣味と言っていた女性（別の患者の家族）のことを思い出したのです。彼女は認知症の母を車いすに乗せてでも毎年ホノルルマラソンに行くほどのマラソン好きでした。そこで彼女に「あなたは掃除しますか？」と聞いたところ，「部屋の中はぐちゃぐちゃです」とのことで，つまりADHDなのです。

▶そこで，本例もマラソンを休めない性格は，ADHDだからなのだとやっと気づきました。先日も「のこぎりで指を切り4針縫った」と言っていたことも思い出されました。

注意欠如・多動性障害に対する治療

▶本例にADHDアンケートを行ってみると，多動スコアは4点，注意スコアは7点。大人にはめずらしい多動性の高いADHDでした。妻が言っていた「子どものまま大人になったような人」という意味がわかりました。筆者が「ADHDでした」と説明すると，本例は「そうなのですね。弟もそうだから」と言ったので驚きました。家族歴を聞くのを忘れていたからです。

▶本例の弟は，学校の成績表がオール1で低機能自閉症。覚えていても仕方のないことの記憶が抜群によく，アスペルガー症候群でした。同じ発達障害の女性と結婚し，近所づきあいはまったくできません。その妻は電話にも出ないため，音信不通だそうです。

▶ADHDと診断できたので，早速メチルフェニデート（コンサータ®）18mgを開始し，クロルプロマジン（ウインタミン®）は12mgで継続しました。睡眠薬も必要です。万が一のためにセルトラリン12.5mgも継続

したところ，1カ月後の外来で妻が「効きました」と報告してくれました。
▶処方後はとにかく安定し，言葉のキャッチボールができるようになりました。今までは一方的に本例がしゃべり，筆者の問いかけにはあまり答えない——つまり，相手の言葉が頭に入らない（注意欠如）のに，自分はしゃべりたいからほかの話を始める（多動）のでした。
▶ADHDの知識があれば，初日に診断できた典型例です。筆者は「認知症患者の子は認知症になりやすい」という先入観で家族歴を聞いていました。本当は精神疾患，発達障害が多いのです。その調査を繰り返している日々の中で"マラソン女性"の経験を受けての気づきにつながったのです。
▶筆者は本例に対して4年間も誤診し続けるというひどいことをしました。読者にはこのようなことがないように，本症例を提示しました。認知症のスペシャリストとはいえ，認知症だけを知っていてもだめなのだということを改めて学びました。

●改善したときの処方
コンサータ®　18mg
ウインタミン®　12mg
ジアゼパム（セルシン®）　2mg
セルトラリン　12.5mg
ニトラゼパム　5mg（就寝前）
●現在の処方
コンサータ®　27mg（朝）
ウインタミン®　12mg（6mg×2）
セルシン®　2mg（1mg×2）
ニトラゼパム　5mg（就寝前）
麻黄附子細辛湯　2カプセル×2（倦怠感に対し本人が継続希望）

金言　▶多動系のADHDは，ピック病に思えてしまうことがある

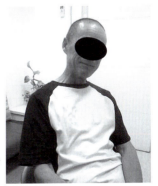

コンサータ®18mgで会話のキャッチボールができるようになった。

II 改善症例集 ● 認知症と誤診しやすい精神疾患

CASE 66 側頭葉てんかんが制御されたことで認知機能が改善した例

69歳，女性。
HDS-R 22点→26点。
5年前から通院しています。いつも娘が付き添って来院しますが，アルコール依存症の既往があり，病型がはっきりわかりませんでした。何も話さず，無感動な表情を浮かべていました。

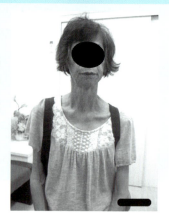

鑑別診断の引き出しに入れておきたい「てんかん」の知識

▶初診時には，毛髪をなで回し，繰り返し行動がみられ，寡黙なためピック病を疑いました（ピックスコア4.5点）。しかし，それにしてもCTで確認できる脳萎縮は軽度で，レビー小体型認知症（DLB）の症状はありませんでした。アルコール関連認知症としてしまってよいのかなと思っていました。

▶初診から4年が経過した頃，易怒がみられたため，アマンタジン（シンメトレル®ロケット）をダブルからシングルに落としました。つまり本例はこの頃陰証だったのです。しかし，この年の半ばにてんかん発作を起こし，総合病院の脳神経外科から抗てんかん薬をレベチラセタム（イーケプラ®）1,000mgに変更されてから，改訂長谷川式スケール（HDS-R）がどんどん上昇したという情報提供を受けました。つまり5年間でHDS-Rは22点から26点に上がったことになります。

▶"その目"でCTを改めて見直すと，側頭葉が健常者より腫れぼったい感じがしました（図1）。つまり側頭葉てんかんで認知機能が落ち，繰り返し行動は一種のてんかん小発作だったのかもしれないと思いました。半年ぶりに診察した本例は，多弁で楽しそうに話してくれます。筆者は内心「なんだ，この人は！」と思いました。

▶本例の娘は，「入院してからものすごく調子がよいです」と言い，本人もまたそうだと言います。さらには，「私はなぜ認知症なのですか？」と質

CASE 66 ● 側頭葉てんかんが制御されたことで認知機能が改善した例

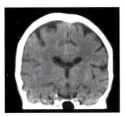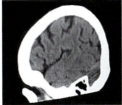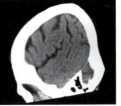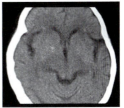

側頭葉の腫脹を疑う所見

図1　CT画像

問してきました。これまでの何もしゃべらなかった5年間とはまったく様子が違います。

▶仮に本例が側頭葉てんかんだとすると，年に1回程度しか出会わない貴重な症例です。側頭葉てんかんは精神障害者保健福祉手帳の対象疾患で，通常は精神科医が担当することが多く，コウノメソッド実践医のもとにもあまり来ないと思われますが，決して忘れてはならない記憶障害の原因疾患です。

▶認知症＋てんかんという患者もいます。認知症があると脳萎縮に伴いてんかんの閾値が下がります（起こりやすくなる）。またアセチルコリンエステラーゼ阻害薬によって，いっそうてんかんが誘発される方向に傾くため，血中濃度が一定するパッチ製剤のリバスチグミン（リバスタッチ®パッチ）の使用が推奨されます。

▶認知症にてんかんが合併していると確定したら，先にてんかんを治療して下さい。日中眠いのは，DLB，てんかん，注意欠如・多動性障害（ADHD）です。抗てんかん薬は過剰だと眠くなりますが，適量だと眠気がなくなります。抗てんかん薬で眠気がなくなった人は，てんかんです。

| メソッドに基づく処方 | イーケプラ®　1,000mg（500mg×2） |

II-6 認知症と誤診しやすい精神疾患

249

Ⅱ　改善症例集 ● 認知症と誤診しやすい精神疾患

▶てんかんは証拠をつかみにくいが，てんかんが認知機能を低下させること，治療できることを知っていることが大切である

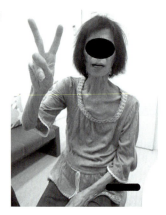

5年後の様子。ハイテンション気味に話しかけてくる。てんかんがコントロールされて別人のようになった。

CASE 67 知的障害（非自閉）に合併したFTD-FLDタイプの素行が改善した例

58歳，男性。
HDS-R 0点。
知的障害（非自閉）＋FTD-FLDタイプ
56歳のときにケアマネジャーに連れられて初診しました。眼と眼の間隔が離れていて，耳介が下方についているという，医学書に記載された知的障害の顔貌がみられます。ダウン症顔貌ではありません。CTで確認した脳萎縮から，FTD-FLDタイプ（前頭側頭型認知症-前頭葉変性症型）の合併と思われました（図1）。

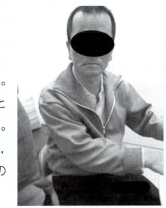

| 前医の処方 | ▶ジアゼパム |

陽性症状と陰性症状への同時処方

▶中学校でのテストは0点ばかりで，何とか卒業はしたものの，その後に就職した製紙工場で指2本を切り落とす事故を起こしました。結婚はしたも

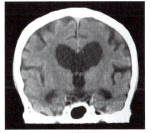
海馬萎縮3＋

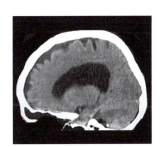
前頭葉脳回矮小化

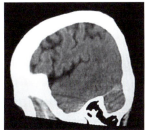
側頭葉の保存

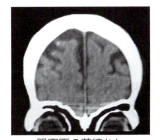
眼窩面の萎縮なし

図1 CT画像

のの離婚。現在は生活保護を受けて施設で暮らしています。一時は精神科病院にいたこともあり、病状は穏やかではありません。こうした障害者は暴力団に取り込まれやすく、風俗店で働いていたこともあり、今でも刑務所の暮らしを覚えています。診察室で「ここは拘置所か？」と言い、進行性の記憶障害があります。

▶ 3人兄弟ですが同胞に発達障害のある人はおらず、本例も自閉はなく、甘いものが好きです。近縁に自殺者もおらず、本人も自殺したいと思ったことはないといいます。実直な面があり、筆者が「コーヒーを飲んでいってね」（当院では無料）と言うと、「金がないから」と答えます。

▶ いつも付き添ってくるケアマネジャーは「少しずつよくなってきた」と言うのですが、筆者が気になっていたのは、本例が絶対に笑わないことでした。FTD-FLDタイプは笑い上戸が多いのですが、本例は知的障害の影響が強いのだろうかと思いました。通学していた頃「先生と気持ちが通じない」と思っていたとのことで、友達もいないので、コミュニケーション障害という自閉症スペクトラム障害らしさはあるのです。

▶ 本例をサプリメントなしで改善させるのは大変だと思いましたが、ある日、チョコレートの話をしたときに初めて笑ってくれました。ケアマネジャーが言うには、1年5カ月の通院で間違いなく素行がよくなったとのことでした。

▶ 現在の処方は、パロキセチン（パキシル®）10mg半錠、ジアゼパム2mg×3錠、グリチルリチン製剤（グリチロン®）3錠、ニトラゼパム（ベンザリン®）10mg、リルマザホン（リスミー®）2mgです。前医がジアゼパムを処方していたということは、やはり陽性症状は強かったのだろうと思います。そうであるなら本例はカナー症候群ということになります。「施設の壁に穴をあけたことがある」と言っていました。

▶ 正直なところ、筆者に本例を治していく戦略は見えていませんでした。ですから、たまたまよくなったということだろうと思います。なお、肝機能の低下があったので、クロルプロマジン（ウインタミン®）は使用できませんでした。

メソッドに基づく処方　抗うつ薬の必要最少量処方

金言　▶ 陽性症状（易怒）と陰性症状（うつ）への処方を同時に行うのに必要なのは、針穴に糸を通すような細心の用量設定

CASE 68 レビー小体型認知症と誤診していた非定型うつ病の例

74歳，女性。
HDS-R 19点（66歳初診時）→27点（74歳時）。
非定型うつ病
5年半の通院で，改訂長谷川式スケール（HDS-R）が19点から27点になった症例です。
もともと12年間睡眠薬を常用しており，筆者は最初，レビー小体型認知症（DLB）だと思っていました。筆者は長らく誤診していたことになりますが，少量処方による対症療法を続けたことで副作用を出すことなく，改善していきました。

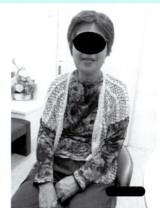

誤診を誘導した強い前頭葉萎縮

▶ CT画像（図1）を改めて見直してみても，前頭葉の萎縮は強く，この初診患者がHDS-R19点だったら，今の筆者でもまた認知症と誤診するだろうと思います。

▶ 仮性認知症を見破るのは容易なことではありません。脳血流シンチグラフィで，前頭葉血流が落ちていなければうつ病，というほど単純でもありません。

▶ 結局，不安が強ければ抗不安薬，眠れなければ睡眠導入薬，というように，本人の訴えに沿って対症療法を繰り返していくしかありませんが，不要なものはその都度中止していきました。そうしないと薬漬けになってしまいます（そのようなときにはサプリメントのフェルラ酸含有食品を導入すると，薬剤節約効果が期待できます）。

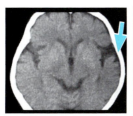 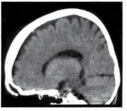 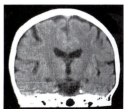

意味性認知症を思わせる　　前頭側頭葉変性症（FTLD）　　扁桃体だけ少し萎縮
左側頭極の後退　　　　　　を思わせる前頭葉萎縮

図1　CT画像

▶ DLBとうつ状態は，なかなか切り離せない関係であるといえます。コウノメソッドでは，セロトニン補充の前に興奮系（アマンタジン，ニセルゴリン），あるいは覚醒系（シチコリン注射，あるいはサプリメントのCDPコリン），3番目に中核薬低用量，最後に選択的セロトニン再取り込み阻害薬（SSRI）という順番が安全であると指導しています。

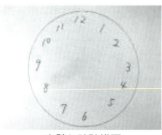

完璧な時計描画

図2 時計描画テスト（改善後）

▶ 本例が長年通院してくれた理由は，本人は「治らない」と言い続けても，夫が改善方向に向かっているとわかっていたこと，筆者が副作用を出さなかったことによると思われます。長く通院してもらったおかげで，筆者はDLBが誤診であったことを勉強させてもらいました。現在，中核薬はメマンチン（メマリー®）のみとなっていますが，これは不要ではないかと思っています（図2）。

▶ 非定型うつ病はDSM-IVから記載された疾患で，大うつ病と異なり，好きなことはできる，調子が悪いのは朝ではない，不眠や食欲低下はなく反対に睡眠過剰や過食が起こりうる，パニック発作を伴いやすいもの，です。注意欠如・多動性障害がベースにあることもあります。

メソッドに基づく処方

セルトラリン　50mg
ハロペリドール　0.75mg
クロチアゼパム（リーゼ®）　10mg
スボレキサント（ベルソムラ®）　10mg
ビペリデン（タスモリン®）　2mg
メマリー®　10mg

金言

▶ 大うつ病は精神科，非定型うつ病はプライマリケア医の担当でよい

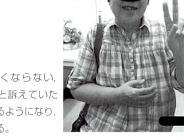

毎回外来で「よくならない，よくならない」と訴えていたが，すんなり帰るようになり，笑顔も自然である。

付録

●時計描画テスト

●改訂長谷川式簡易知能評価スケール
　(HDS-R) コウノ改変版

時計描画テスト

【時計描画テストの手順】

① 書式A（白紙）に時計を描いてもらう。
② 書式B（円だけ描いてある）に時計の数字を描き入れてもらう。
③ 書式C（円と数字だけ描いてある）に10時10分の針を描き入れてもらう。

【実施上の注意】

・両面コピーする場合は，裏の文字盤が透けないようにする。
・用紙はB5判を使用する。
・時計のない部屋で行う。
・腕時計などをカンニングしたら総点から0.5マイナスにする。

時計描画テスト　スコア表

[　1回目　　2回目　]

氏名		年齢　　　　男　女　　病名	ATD　　DLB　　VD
			FTD　　その他（　　　　　）

施行日　　　　年　　月　　日	内服中

中核薬（ドネペジル　ガランタミン　リバスチグミン　メマンチン）
その他の中核系（フェルラ酸サプリ　ルンブルクスルベルスサプリ）
興奮系（ニセルゴリン　アマンタジン）
覚醒系（CDPコリンサプリ）
調整系（NACサプリ）
抗うつ薬（セルトラリン　パロキセチン　　　　　　　　）
その他（　　　　　　　　　　　　　　　　　　　　　　）

〔定 量〕CDスコア

コンポーネント （満点）	得 点	減 点
円　　　（1）		
数字　　（6）		
針　　　（2）		
集計　　（9）		

定量判定

CDスコア 0〜8　　認知症と考えて精査を
CDスコア 8.5〜9　念のため改訂長谷川式スケールを

注意：得点されないものについては減点もしない

CDスコア

（集計欄）　　−　　（　）　＝　（　）

（A）

付録

(B)

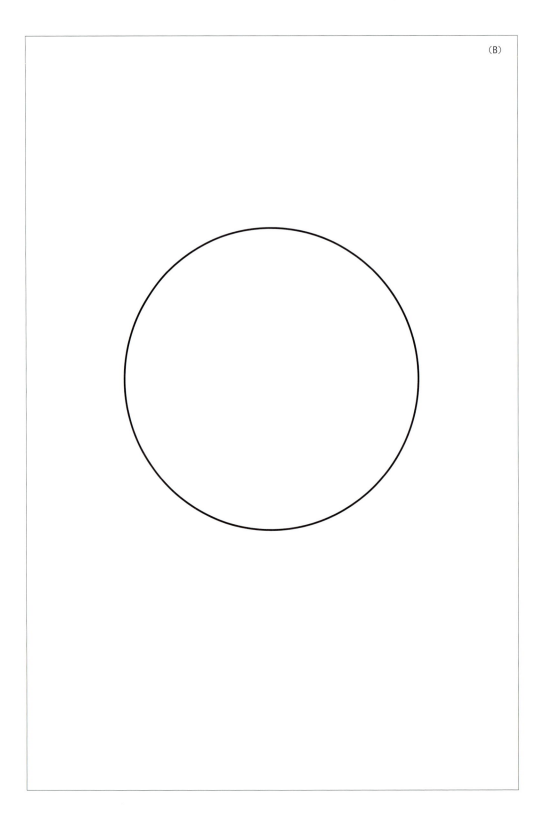

(C)

付録

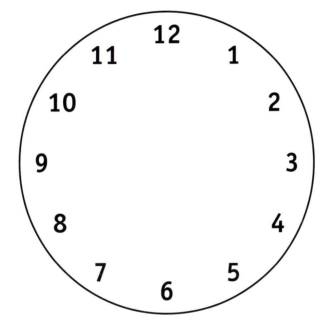

改訂長谷川式簡易知能評価スケール (HDS-R)
コウノ改変版

改訂長谷川式簡易知能評価スケール（HDS−R）コウノ改変版

スコアレビュー　前々回　　前回　　今回

□ → □ → □

日付 □

本日 □ 曜日

年齢 □

性別　男　女

質　問	配　点	患者の答	得点（満点）	累計
〔1〕あなたは何歳ですか	満年齢ないし呼び年齢1点 1歳違い　0.5点		（1）	
〔2〕ここはどこですか	具体的名称　2点 抽象的名称　1点		（2）	
〔3〕今は何月ですか 今日は何日ですか 今日は何曜日ですか 今年は平成何年ですか	各1点		（4）	
〔4〕これから言う言葉を繰り返して下さい「桜，猫，電車」。後でこの3つの言葉を思い出してもらいますから，よく覚えておいて下さい	各1点		（3）	
〔5〕100−7＝ 93−7＝	各1点		（2）	
〔6〕682を後ろから言って下さい 3529はどうですか	各1点		（2）	
〔7〕先ほど引き算の前に覚えて頂いた3つの言葉は何でしたか ヒント＝ピンクの花，動物，乗り物	各2点 ヒントありで 各1点		（6） 3点以下	
〔8〕野菜の名前を10個思い出して下さい 5個0点　6個1点　7個2点 8個3点　9個4点　10個5点		正　　正 正　　正 正　　正 正　　正 正　　正	（5） 保　続　　有 繰り返し　有	
〔9〕お見せする5つの品物をよく覚えて下さい（隠したらすぐに答えてもらう） 【例】歯ブラシ，時計，鉛筆，カギ，スプーン	各1点		（5） 保　続　　有	合計

声の大きさ（　大・中・小　）

20点以下：ほぼ認知症　21〜30点：認知症否定できず　アルツハイマーらしさ □

（ADHDでは20点程度まで落ちることあり）

索引

欧 文

A

ADHD（attention-deficit hyperactivity disorder）*9, 13, 220, 221*
── アンケート *223, 224*
ALS（amyotrophic lateral sclerosis）*93, 95*
AS（Asperger syndrome）*221*
ATD（Alzheimer type disease）*41*

C

CBD（corticobasal degeneration）*113*
CDP コリン *90, 198*
CDT（clock drawing test）*178*

D

DBC（Dementia Balance Check）シート *185, 186*
DESH（disproportionately enlarged subarachnoid-space hydrocephalus）所見 *19*
DLB（dementia with Lewy bodies）*138*
DNTC（diffuse neurofibrillary tangles with calcification）*210*
DRPLA（dentatorubral-pallidoluysian atrophy）*134*

F

FTD（frontotemporal dementia）*95*
── -FLD タイプ *251*
── -MND タイプ *93, 95*
── -Pick タイプ *67*
FTLD（frontotemporal lobar degeneration）検出セット *64*

L

LD（learning disorder）*221*
LPC（Lewy-Pick complex）*7, 144*
── 症候群 *124*

N

N-アセチルシステイン *132*

P

PNFA（progressive nonfluent aphasia）*110*
PSP（progressive supranuclear palsy）*117*
── -P *129*
── -PAGF *122, 125*

S

SD（semantic dementia）*6, 64, 67*

T

treatable dementia *12*

和 文

あ

アスペルガー症候群 *221*
アセチルコリン仮説 *26*
アセチルコリン－ドパミン天秤 *146*
アトモキセチン *222, 228*
アパシー *45, 48, 51, 52*
アマンタジン *31, 48*
アミロイドカスケード仮説 *26*
アリセプト® *139*
アルツハイマー型認知症 *41*
亜鉛欠乏 *117, 156, 189*

い

意識障害 *8, 49*
意味性認知症 *6, 64, 67*
胃瘻 *158*
陰証 *2*
陰性症状の4病態 *49*
陰性症状の鑑別 *49*

う

うつ状態 *48, 51, 157*
ウインタミン® *70*
運動常同 *68, 74*

か

カクテル処方 *108*
カナー症候群 *221*

261

ガランタミン **34, 93, 97**

仮性認知症 **231**

家族性アルツハイマー病 **235**

家庭天秤法 **2**

解放症状 **68**

学習障害 **221**

完治しうる認知症 **12**

き

筋萎縮性側索硬化症 **93, 95**

筋強直性ジストロフィー **124, 216**

く

クエチアピン **72, 84**

クロルプロマジン **70**

グラマリール® **28**

け

傾眠 **47**

こ

コウノメソッド **4**

　　——医療者 **208**

コンサータ® **222, 227**

語義失語 **67**

高機能自閉 **221**

甲状腺機能障害 **14**

甲状腺機能低下症 **14**

口唇傾向 **68**

興奮系薬剤 **18, 31**

混合型認知症 **55**

さ

サアミオン® **31, 45**

サインバルタ® **103**

三環系抗うつ薬 **199**

し

シチコリン **90**

　　——注射 **8, 56**

シャント手術 **17, 24**

シンメトレル® **31, 48, 130**

ジェイゾロフト® **176**

歯状核赤核淡蒼球ルイ体萎縮症 **134**

使用行動 **68, 99**

自閉症スペクトラム障害 **221**

周徊 **23**

食欲セット **61, 128, 190**

心因性腰痛 **103**

進行性核上性麻痺 **117, 122**

　　——の亜型 **125**

進行性非流暢性失語 **110**

す

すり足 **167**

ストラテラ® **222, 228**

スルピリド **61**

垂直性注視麻痺 **117**

睡眠セット **128**

せ

セルトラリン **176**

セレネース® **72**

セロクエル® **72, 84**

センサリング **89**

正常圧水頭症 **19**

脊髄小脳変性症 **134**

石灰化を伴うびまん性神経原線維変化病 **210**

前頭側頭型認知症 **95**

前頭側頭葉変性症 **67**

前頭葉萎縮 **203**

前頭葉ストレッサー **76**

そ

双極性障害 **231**

側頭葉てんかん **248**

た

タップテスト **17, 21**

大脳皮質基底核変性症 **113**

ち

チアプリド **28**

注意欠如・多動性障害 **9, 13, 220**

　　——に合併した認知症 **224**

中核薬の特性 **100**

中間証 **2**

て

てんかん **180, 249**

デュロキセチン **103**

低機能自閉 **221**

と

ドグマチール® **61**

ドネペジル **38, 76, 139, 145**

　　——高用量処方 **44**

　　——副作用 **40, 79**

ドパミン阻害 **3, 79, 189**

時計描画テスト **177, 178**

統合失調症 **235**

な

ナイフの刃様萎縮 **64**

に

ニセルゴリン **31, 45**

ニトラゼパム **81, 232, 242**

ニューレプチル® **72**

二度童 **68**

の

脳炎後認知症 **213**

脳血管性アパシー **45, 51**

脳血管性うつ状態 **45, 49, 51**

脳血管性認知症 **29, 91, 202**

は

ハミングバードサイン **117**

ハロペリドール **72**

バランス8 **156**

バルプロ酸 *180*

パーキンソン病治療薬 *161, 179, 197*

歯車現象 *138*

歯車様筋固縮 *138*

発達障害 *220*

   大人の—— *9*

ひ

びっくり眼 *23*

ピック化 *5*

ピックスコア *66*

ピックセット *69, 87, 128*

ピック病 *64, 67*

ピックミックス *56*

非定型うつ病 *253*

非ドパミン系歩行障害 *175*

病型占有率 *64*

ふ

フェルラ酸含有食品 *58, 74, 195*

フロンタルバリアント *27*

フロンタルレビー *161*

プロペリシアジン *72*

へ

ヘルペス脳炎後認知症 *213*

ほ

歩行セット *128*

ま

慢性硬膜下血腫 *211*

む

無為 *45, 90, 145*

め

メチルフェニデート *222, 227*

メネシット® *182*

メマリー® *34, 170*

   ——の使いこなし *106*

メマンチン *34, 170*

も

妄想 *141, 149, 158*

物忘れ *244*

や

薬剤性ジスキネジア *129*

よ

陽証 *2*

抑肝散 *141*

抑制系薬剤 *82, 142*

   ——の選択順位 *72*

り

リスパダール® *148*

リスペリドン *148*

リバスタッチ®パッチ *31, 79, 114, 126, 156, 165*

   ——の9mgピーク *167*

   ——のかぶれ対策 *120*

リバスチグミン *114, 120*

る

ルンブルクスルベルス含有食品 *108, 205*

れ

レビー化 *5, 152*

レビー小体型認知症 *138*

レビースコア *138*

レビーセット *128*

レビー・ピック複合 *7, 144*

レビーミックス *56*

レボドパ・カルビドパ *182*

レミニール® *34, 35, 93, 97*

あとがき

　日本医事新報社のコウノメソッドシリーズの第2弾がこの「セレクション」でした。この改訂版の中に誤診例を新規執筆したのには，わけがあります。

　筆者は，認知症の臨床を始めて33年になりますが，2017年に大事件が起こりました。認知症治療研究会の次回の講演は，軽度認知障害（MCI）についてまとめようと思っていましたので，改訂長谷川式スケール（HDS-R）が27点以上だった初診患者が，その後どうなったか調べた年です。そのためには，毎日HDS-Rを20人以上の方にやり直すという肉体労働（？）が必要でした。しかし，その作業の結果がどれだけ筆者を開眼させたかということが，じわじわとわかってきたのです。

　当院には臨床心理士はいません。また，同一患者のHDS-Rスコアの推移というのは，同じ検者が行うことが望ましく，看護師に任せることもよくありませんでした。検査を行っているうちに，先回のスコアより高くなりそうだと感じると，低下していないことに安堵する一方で，胸が騒ぎました。認知症では低下するのが普通だからです。

　そして，年間平均変化点の比較で，中核薬4成分のどれが一番成績がよいかも出ました。1,000人行うとはっきりします。その結果は別の機会にお知らせしますが，サプリメントもちゃんと寄与していました。

　また，1回きりの受診で再来していない遠方の方も妙に気になりました。その後あの方はどうなったのだろう，認知症が進行して電話にも出られなくなってはいないだろうか……。ここ1年間の初診1回きりの患者さんのその後を全員調べようと思い，大変失礼ながら電話してみようと思いました。まずはN県の女性です。本人が電話に出ました。「あれからお元気ですか？　ドネペジルはまだ飲んでおられますか？」という筆者の質問に，彼女は元気な声で「うつ病でした！」と返答しました。彼女は抗うつ薬で元気になったそうです。もちろん，ドネペジルは中止していました。

　筆者は，この1本の電話ですべてを悟りました。自分がいかに藪医者だったのかを。もう2人目への電話はやめました。そのショックといったら，自分は開幕投手だと腹をくくってマウンドに登り，その第一球を場外ホ

ームランされたようなもの。そして「軽度認知障害」の鑑別診断の怖さを
つくづく知りました。

　認知症でない方に，「認知症の予備軍です」とムンテラしてしまうこと
は，どれだけ罪深いことでしょう。やはり，精神医学を訓練していない
者が，踏み込んではいけない世界なのかと，しょげ返りました。

　同じ時期から，認知症の家系調査も始めていました。患者よりも若い
世代の病気を尋ねたので，認知症が多いという話にはなりません。代わ
りに「発達障害」が非常に多いことに驚きました。対照群を設けていない
ので，認知症家系には発達障害も多いとは断言できませんが，少なくと
も自分が診ている患者の血族にはこれだけの発達障害の方々がいるとい
う絶対数だけはわかりました。

　発達障害に関する成書を20冊ほど読み込み，診断できるように鍛えま
した。認知症の親や祖父母を引きこもりのアスペルガー患者が虐待する
恐れを感じたからです。認知症を治していく上で，介護者の精神病理の
把握とそこへの医師の介入は必要だと痛感したのです。

　さらに心配になったのは，それなら引きこもっている孫の素因はどこ
からきたのかということです。今，自分の目の前にいる患者が注意欠如・
多動性障害（ADHD）なのではないのか？　今は認知症でも，ADHDの合
併は大丈夫なのか？　案の定，合併している患者を毎日2～3人のペース
で発見していきました。若い頃から後片付けができないADHDの方がア
ルツハイマー型認知症（ATD）になると，ピック病のせいでゴミ屋敷にな
っているものと誤診していました。

　また，HDS-Rスコアが4年も10年も落ちない方たちは，老人性うつ
病や双極性障害，ADHD（認知症の合併はなし）だったことがわかったの
です。そして，ADHD単独例でも時計描画テストで異常な時計を描くこ
とに驚きました（たとえば，時計の数字を0から描く）。

　認知症しか知らない医者が，認知症外来をやってはいけないのだ……
と思い知りました。つまり，「認知症専門医」というのは藪医者という意
味なのです。本当に恥ずかしい，申し訳ない気がしました。

　その後9カ月，頑張って鑑別診断を進め，クリニックのホームページ
でも「ADHDを診察できます」と広報して，70名のADHDを受けもつ
ようになりました。けっこうインターネットを見て自分で"診断"した初
診患者が来院してくれて，薬の使いわけ，匙加減の訓練をさせて頂いて

います。その結果，初診から非定型うつ病，境界型パーソナリティ障害，ADHD，アスペルガー症候群とATDの合併などと，きめ細かく正診できるようになったと思います。もちろん診察に20分以上かけて待たせることがないようにもしています。

多くの精神疾患が発達障害を苗床として容易に発病しているさまもわかるようになりました。双極性障害と一口に言っても，ADHDがベースにないか調べる必要があります。そして，疫学研究が示すようにADHDは将来認知症にもなりやすいといわれています。

臨床医は，同じ速度で成長していては一生があっという間に終わってしまいます。あるきっかけで加速度的に国民の精神病理が俯瞰できるようになったのは，自分でも幸運だったと思います。やはり医学書だけでなく，自分の前に現れた患者さんたちが教えてくれました。

今，外来はとても充実し，筆者も気力がみなぎっています。皆さんが筆者と同じ過ちを繰り返さないようにという思いで，誤診例を今後の出版物でも恥ずかしながら書いていこうと思います。

「もういいです」といって筆者の外来から去っていった40歳代のサラリーマンの声が，いつまでも頭から消えません。もう一度来てくれたら絶対に治せるのに，と心の中で叫んでいます。医師の知識欠落は，取り返しのつかないことを起こします。

2018年2月1日　著　者

著者プロフィール

河野 和彦（こうの かずひこ）

経 歴
1958年	愛知県名古屋市生まれ
1982年	近畿大学医学部卒業
1982〜1984年	名古屋第二赤十字病院（全科ローテート）
1984〜1988年	名古屋大学大学院医学系研究科老年科学博士課程修了（医学博士）
1988〜1994年	同老年科学医員
1994年	同老年科学講師
1995年	愛知県厚生連海南病院老年科部長
2003年	共和病院（愛知県）老年科部長
2009年	名古屋フォレストクリニック院長

名古屋フォレストクリニック（老年精神科，神経内科，漢方内科）
〒459-8016 愛知県名古屋市緑区南大高三丁目1305番地
TEL 052-624-4010　FAX 052-624-4005

所属学会，認定資格
認知症治療研究会副代表 世話人
日本老年医学会認定老年病専門医
日本老年精神医学会専門医，指導医
IPA (International Psychogeriatric Association) 会員

著 書
『コウノメソッド流　認知症診療スピードマスター』，日本医事新報社，2017.
『コウノメソッドでみる認知症診療』，2版，日本医事新報社，2017.
『コウノメソッドでみる認知症の歩行障害・パーキンソニズム』，日本医事新報社，2017.
『コウノメソッド流　臨床認知症学』，日本医事新報社，2015.
『コウノメソッドでみる認知症Q&A』，日本医事新報社，2014.
『心に残る認知症の患者さんたち』，フジメディカル出版，2017
『ぜんぶわかる認知症の事典―4大認知症をわかりやすくビジュアル解説』，成美堂出版，2016.
『レビー小体型認知症〈改訂版〉　即効治療マニュアル』，フジメディカル出版，2014.
『認知症治療のベストアンサー―コウノメソッドによる王道処方』，中外医学社，2013.
『ピック病の症状と治療―コウノメソッドで理解する前頭側頭葉変性症』，フジメディカル出版，2013.
『完全図解 新しい認知症ケア―医療編』（東田　勉，編），講談社，2012.
など多数

コウノメソッドでみる認知症処方セレクション 第2版

定　価（本体4,400円＋税）

2013年11月22日　　　第1版
2015年 8月24日　　　 2刷
2018年 3月16日　　　第2版

著　者　　河野和彦
発行者　　梅澤俊彦
発行所　　日本医事新報社　www.jmedj.co.jp
　　　　　〒101-8718　東京都千代田区神田駿河台2-9
　　　　　電話（販売）03-3292-1555　（編集）03-3292-1557
　　　　　振替口座　00100-3-25171
印　刷　　ラン印刷社

©Kazuhiko Kono 2018　Printed in Japan
ISBN978-4-7849-4360-9　C3047　¥4400E

本書の複製権・翻訳権・上映権・譲渡権・公衆送信権（送信可能化権を含む）は（株）日本医事新報社が保有します。

JCOPY ＜（社）出版者著作権管理機構　委託出版物＞
本書の無断複写は著作権法上での例外を除き禁じられています。複写される場合は，そのつど事前に，（社）出版者著作権管理機構（電話 03-3513-6969，FAX 03-3513-6979，e-mail:info@jcopy.or.jp）の許諾を得てください。